AF502384

# RÉPONSE

## DE M.ʳ DELAPORTE

### AUX

## RÉFLEXIONS

### THÉORIQUES ET PRATIQUES

## De Monsieur le Docteur MIRIEL

### SUR

## L'ANÉVRISME INGUINAL.

# AVERTISSEMENT.

*LE 3 juin 1811 , M.ᵣ DELAPORTE me fit remettre un exemplaire du mémoire , où il rend compte de l'opération faite , par lui , sur la personne de Pierre CLECK.*

*JE m'empressai de le parcourir : surpris d'y trouver quelques assertions opposées aux opinions admises en anatomie et en physiologie ;*

*plus surpris encore de rencontrer , dans les détails de la maladie , de très-grandes inexactitudes ; convaincu que les observations infidèles sont des sources fréquentes d'erreurs plus ou moins graves ; que la médecine n'est parvenue à quelque degré de certitude , que par des faits exposés avec sincérité et recueillis avec soin ; que rien ne peut d'ailleurs intéresser aussi essentiellement l'humanité que ce qui a rapport à la grande chirurgie , je crus qu'il était de mon devoir de faire quelques efforts pour éveiller l'attention des savans sur les suites d'une opération pratiquée en ma présence sur un individu près duquel j'ai , pour ainsi dire , fait une garde continuelle depuis le moment où il a été opéré , jusqu'au moment de la mort , et qu'il m'a par conséquent été possible d'observer avec autant de soin , au moins que qui ce soit.*

*LE 29 septembre suivant , j'adressai mes réflexions à l'un des Professeurs de la Faculté de médecine de Paris ; il les reçut le 18 octobre. M'ayant fait dire que le*

Surprise de commande et dont l'effet est manqué, M.ᵣ MIRIEL ! La Société médicale d'émulation , composée des Médecins les plus distingués de la capitale, et que vous qualifiez vous - même de *Société savante*, n'eût pas accordé une médaille à l'Auteur d'un travail contenant « *des assertions op- » posées aux opinions admises en anatomie » et en chirurgie* » , et surtout n'eût pas publié ce travail dans le recueil de ses Mémoires.

Les Chirurgiens éclairés , qui n'avoient pas perdu P. CLECK de vue , depuis l'opération jusqu'à la mort , et que j'avois convoqués au Conseil de santé pour entendre la lecture de mon mémoire avant de l'envoyer à Paris , n'eussent pas manqué d'apercevoir et de relever *de très-grandes inexactitudes* , et mon travail n'eût pas été approuvé *sans restriction* , nommément par M.ᵣ DURET , dont je provoquai particulièrement l'opinion, si je n'avois pas exposé les détails de l'observation avec exactitude et sincérité.

Il faut autre chose que du soin pour bien observer en médecine : c'est pour cela qu'il y a tant d'appelés et si peu d'élus ; et dans cette circonstance , *au moins* , vous n'êtes pas du nombre des élus , M.ᵣ M.

Le Professeur de la Faculté de médecine , auquel vous aviez adressé vos réflexions , étoit membre de la Commission chargée ,

*mémoire de M.ʳ DELAPORTE lui était nécessaire pour mieux juger, je lui en fis passer un exemplaire le 24 du même mois. J'appris, quelque temps après, que mon travail avait été remis à la société de médecine.*

*J'ATTENDAIS avec patience qu'elle eût le loisir de s'en occuper : ma sécurité était fondée, comme elle l'est encore, sur la justice de ma cause et la légitimité de mes droits.*

*MAIS je suis homme : je suis susceptible de me tromper ! Pour ces raisons, je voulais m'éclairer des lumières de la Faculté, et prendre son avis pour guide de toute détermination ultérieure.*

*DANS les premiers jours de février, quelqu'un s'empressa d'aller dire, malignement, dans un lieu où plusieurs personnes qui s'intéressent à moi étaient réunies, que M.ʳ DELAPORTE venait de recevoir une lettre qui lui annonçait que la société de médecine avait passé à l'ordre du jour sur mon mémoire.*

*M.ʳ DELAPORTE regardant dès-lors son triomphe comme certain, s'exalte et fait, en plein amphithéâtre, la sortie la plus indécente. Que de choses ne s'est-il pas permis de dire, par suite, pour s'emparer de l'opinion publique !.... Y était-il autorisé par la décision de la société de médecine ?.... Je vais la transcrire ici littéralement, pour que chacun soit à même d'en juger.*

BULLETIN de la Faculté de médecine de Paris et de la société établie dans son sein.

*Tome 3, 8.ᵉ année. – 1812, N.º 1.ᵉʳ*

Séance du 16 janvier.

« MM. DESCHAMPS, LARREY et
» PELLETAN *font un rapport verbal sur un*
» *mémoire de M.ʳ MIRIEL, contenant des*
» *objections et une sorte de censure maligne*
» *de l'opération de l'artère iliaque externe*
» *pratiquée par M.ʳ DELAPORTE, chirur-*
» *gien en chef en second de la marine à*
» *Brest. Les commissaires sont d'avis de ne*

par la société, d'examiner votre mémoire : lecture faite du mien, il a partagé l'opinion de ses collègues sur l'inutilité du vôtre : concluez.

Pas avec tant de patience et de sécurité, M.ʳ M. J'ai entendu parler de certaine lettre de félicitations que vous n'auriez pas manqué de mettre en lumière, si elle n'avoit été un jeu de votre imagination, pour calmer les inquiétudes et charmer l'ennui de l'attente.

J'entends : grande clameur, en cas de succès ; silence honteux, en cas de défaite.

Ce malin-là ne m'avoit pas consulté, M.ʳ M.

Un triomphe prévu n'exalte point, M.ʳ M. A la première nouvelle de votre agression, je m'expliquai en ces termes : Un mémoire de M.ʳ M. contre moi ! il est dicté par la passion ; il est mauvais de tout point. Vous avez pris soin de justifier ma prédiction.

Déjà quelques affidés, parmi lesquels se trouvent des gens qui ne connoissent de l'anévrisme que le nom, avoient charitablement répandu le bruit dans l'Ecole, qu'un jugement authentique ne tarderoit pas à me porter un coup dont je ne me releverois jamais. Il falloit imposer silence aux clabaudeurs. Je me rendis à l'amphithéâtre ; et là EN FAMILLE, après un exposé succinct de l'affaire, je donnai connoissance de ma correspondance et de la décision ci-contre : je terminai par discuter quelques points du mémoire de M.ʳ M. Voilà ce qu'il appelle une sortie indécente.

Je le demande à M.ʳ M. lui-même : si la Société de médecine lui avoit donné gain de

» *pas faire de rapport écrit sur cette discus-*
» *sion qu'ils jugent peu convenable et inutile*
» *aux progrès de l'art. Le mémoire sera*
» *remis à l'Auteur, s'il le réclame.* »

*M.ʳ* DELAPORTE *a-t-il eu raison, après avoir communiqué cette note, de proférer des injures qui ont consterné tous ses audi-teurs ? ... Était-il convenable de faire une scène des plus scandaleuses, dans un lieu spécialement consacré à l'instruction, et où l'on s'est porté en foule, pendant tant d'an-nées, pour entendre celui vers qui les injures ont été particulièrement et injustement diri-gées ? ( Tout le monde sait de qui je parle maintenant). Non, sans doute : aussi n'est-il personne qui n'ait été étrangement surpris. N'insultons pas : tâchons de persuader, en ne nous occupant que de ce qui est relatif au fond de l'affaire.*

*Ce que j'ai dit pour renverser les opinions de M.ʳ* DELAPORTE, *repose ou sur des faits qui n'ont pas été contestés, ou sur des points de doctrine qui ne sont pas susceptibles de l'être, ou sur l'observation de la maladie de Pierre* CLECK. *Voilà* QUELS *sont* LES BASES *de mon mémoire. Il est on ne peut plus facile de savoir si mes raisonnemens sont justes.*

POUR *ce qui est relatif aux deux premiers points, je ne parle que de choses très-connues, qui, par cette raison, sont maintenant inu-tiles aux progrès de l'art; mais elles m'étaient*

cause, se seroit-il contenté de rassembler les hommes de l'art et de leur dire : J'ai des idées différentes de celles de M.ʳ DELAPORTE sur l'observation de P. CLECK, je les ai soumises au jugement d'une Société savante qui les ap-prouve ; voici sa décision ? La conduite de M.ʳ M. prouve que non.

Si l'amour-propre de M.ʳ M. a été blessé par quelques expressions dures, je lui répondrai par ce passage de son Avertissement ( *p.* xj ) :
« *Peut-on d'ailleurs toujours parvenir à*
» *prouver qu'on a raison, sans dire des véri-*
» *tés quelquefois choquantes ? La faute en*
» *est à celui qui met dans l'obligation d'em-*
» *ployer de pareils moyens.* »
Son amour-propre a-t-il souffert de ce que la communication faite à l'Ecole, ait circulé dans le public ? Je lui répondrai que ce n'est pas ma faute si *la famille* est parfois causeuse.

Des vérités ne sont pas des injures, et la consternation de tous mes auditeurs est une fable.

Mais de vous, sans doute ; car ce que vous feignez de prendre pour des injures n'a été particulièrement et *justement* dirigé que contre vous, et d'honneur je ne sache pas qu'on se soit jamais porté en foule pour vous en-tendre dans le lieu spécialement consacré à l'instruction : et si un autre nom que le vôtre a été prononcé dans cette enceinte, ce jour-là, ce n'a pu être que pour faire voir dans quelle position critique votre défaut de pénétration a mis la personne qui porte ce nom.

Rien n'est plus facile, en effet ; il n'y a qu'à lire le Bulletin de la Faculté de médecine dont vous avez *si adroitement* fourni copie.

*nécessaires pour donner plus de force à mon opinion. Quant à l'histoire de Pierre CLECK, il n'en est pas tout à fait de même : une discussion, à l'aide de laquelle on prouve qu'un fait de pratique que l'on présente comme vrai, est, dans ses détails comme dans ses conséquences, essentiellement et évidemment faux, n'est pas dépourvue de toute espèce d'utilité ; car lorsqu'on n'est guidé que par des observations douteuses, quelle incertitude ne règne-t-il pas dans la manière de se diriger ? Une discussion peut être inutile aux progrès de l'art, et cependant ne pas être mauvaise en elle-même ; aussi la société ne censure-t-elle pas mes opinions médicales : elle désapprouve l'esprit qui semble les avoir dictées. On ne trouvera pas mauvais que je cherche à me justifier ;*

C'est précisément parce que vous n'avez pas fait cette preuve, que votre discussion sur l'observation de P. CLECK a été déclarée *inutile*.

Oui, en thèse générale ; mais votre raisonnement péche dans l'application.

J'avance une proposition ; vous suez sang et eau pour prouver qu'elle est fausse : la Société savante que vous prenez pour juge du différent, déclare *votre discussion peu convenable et inutile aux progrès de l'art* ; décision qui embrasse la forme et le fond. En effet, le ton d'une discussion (M.ʳ M. veut que ce soit *l'esprit*, quoique la Société n'ait pas dit qu'il y eût *trace d'esprit*) peut être inconvenant, sans que la discussion soit inutile ; mais la discussion n'est inutile que quand elle est mauvaise, et elle n'est mauvaise que quand les opinions qui lui servent de bases sont erronées. Le jugement de la Faculté porte donc sur le ton, la forme de la discussion de M.ʳ M., par ces expressions PEU CONVENABLE, et sur le fond, par celles-ci, ET INUTILE AUX PROGRÈS DE L'ART ; et son intention est si manifeste qu'elle ajoute : LE MÉMOIRE SERA REMIS A L'AUTEUR, S'IL LE RÉCLAME ; disposition toute particulière dont M.ʳ M. cherche en vain à se dissimuler la véritable intention.

*La décision de la Faculté est une improbation formelle,* QUOIQUE TACITE, *des opinions de* M.ʳ DELAPORTE : notez bien ceci.

*mais avant, essayons de prouver que la décision de la Faculté est une improbation formelle, quoique tacite, des opinions de M.ʳ DELAPORTE. Je citerai incessamment un passage du Journal de médecine, qui confirme mon assertion.*

*M.ʳ DELAPORTE avance, 1.º que la mort de Pierre CLECK est étrangère à l'opération qu'il a subie ;*

*2.º Que la ligature de l'artère iliaque ex-*

1.º Oui, je persiste à dire que la mort de P. CLECK n'est pas la suite immédiate de la ligature de l'artère iliaque externe.

2.º Oui, dans ce sens, que l'oblitération

*terne peut être faite sans crainte , dans le cas d'anévrisme du tronc de la fémorale.*

*LA première de ces propositions est fausse. Je le prouve , en mettant l'Auteur en opposition avec lui-même.*

*LA seconde est au moins hasardée , si l'on veut s'en rapporter à l'expérience ; mais en m'étayant des connaissances acquises jusqu'à ce jour en anatomie , en physiologie , et même en chirurgie , je crois avoir prouvé d'une manière évidente que l'opération qui , d'après le dire de M.<sup>r</sup> DELAPORTE , peut être faite sans crainte , ne peut pas être pratiquée avec l'espérance du succès. Néanmoins , comme il est possible que je sois dans l'erreur , j'ai voulu m'en référer à la décision de la Faculté.*

*RELATIVEMENT à l'une et à l'autre de ces propositions , la Faculté garde le silence ! mais ce silence, loin de démontrer la fausseté de mes allégations , dépose au contraire fortement en leur faveur.*
*Le silence n'a jamais supposé l'improbation.*

*JE démontre que M.<sup>r</sup> DELAPORTE a tiré des conséquences fausses de différens faits qu'il cite à l'appui de son opinion ; qu'il a été inexact dans l'énumération des accidens , et que l'explication de ceux qu'il a observés , et dont il parle , est parfois inadmissible.*

*J'AVANCE qu'il a mal indiqué , et même passé sous silence quelques prescriptions qui n'ont pas été faites sans motifs : j'en ai le droit , puisque c'est la vérité. J'ai dû le faire, attendu que cela m'était utile pour conduire plus sûrement à la conviction.*

de l'iliaque externe n'empêche pas la cuisse de recevoir une quantité de sang suffisante pour y entretenir la vie.

On verra que je n'ai pas prétendu autre chose.
C'est bientôt dit.

Fausse croyance.

Vous en doutez encore ?

Qui ne dit mot consent , n'est-ce pas ? Mais la Faculté a parlé , et n'a excepté de son arrêt aucune de vos propositions.

Il n'y a qu'un instant que vous vouliez essayer de prouver que la décision de la Faculté étoit une improbation formelle , QUOIQUE TACITE , de mes opinions. Tenez cependant pour certain , M.<sup>r</sup> M. , qu'il y a tel silence (celui que l'on garde déjà depuis long-temps sur votre mémoire, par exemple), qui suppose beaucoup plus que de l'improbation.

J'avance qu'il y a mauvaise foi dans l'assertion de M.<sup>r</sup> M. : j'en ai le droit , puisque c'est la vérité, et je dois le faire pour conduire plus sûrement à la conviction.

Les prescriptions , dont parle M.<sup>r</sup> M. , ne sont pas de moi, et n'ont été portées qu'après coup sur les cahiers dont voici le relevé , pour ce qui n'est pas conforme à mon mémoire.

3 Janvier , jour de l'opération : 1.° opium deux grains, ordonnance de M.<sup>r</sup> DURET, dans l'intention d'émousser la sensibilité du sujet : elle a été exécutée en partie par M.<sup>r</sup> DUVERGER, alors Pharmacien de la Salle 3 , pendant la répétition à l'amphithéâtre de l'opération que j'allois pratiquer pour la première fois ; 2.° eau-

de-vie six onces , sirop de sucre deux onces. Cette prescription est de M.<sup>r</sup> Le Gris , qui passa la nuit auprès du malade : peu habitué à veiller, il éprouva des défaillances ; n'ayant à sa disposition que la pharmacie , il se fit faire un verre de punch. Ses bons existent, et ont été portés en consommation au numéro de Cleck. 5 Janvier : décoction de graine de lin , opium deux grains. Il existe , sous cette date , un bon particulier , fait par mon ordre, pour une infusion de tilleul édulcorée. Le bon prouve que la prescription a eu lieu à la visite du soir (elle eût été inscrite sur le cahier de visite, le matin ). Or, si j'avois prescrit deux grains d'opium , médicament autrement important qu'une infusion de tilleul, nul doute que le bon en feroit mention. La prescription n'a donc été faite qu'après ma visite du soir. Par qui ? je n'en sais rien, le Pharmacien non plus ; il se rappelle seulement qu'elle n'a été portée sur le cahier que le lendemain. J'ajoute que tous les bons particuliers faits pour Cleck sur mes ordonnances, se retrouvent , et que ces bons étant confiés à la garde du Prévôt de pharmacie , je n'ai pas été à même de soustraire celui-là. D'ailleurs , M.<sup>r</sup> M. qui a pris connoissance , le premier , des cahiers et des bons , n'eût pas manqué de le produire s'il avoit existé.

11 Janvier : lock blanc , quatre onces.

Il a servi de véhicule agréable au landanum et à l'éther prescrits ce jour-là , et le véhicule n'est pas l'article essentiel d'une formule.

Où sont maintenant les suppressions préméditées , M.<sup>r</sup> M. ? où est l'infidélité ? qui de nous deux démontre l'intention d'égarer ? contre lequel de nous deux les assertions déposent-elles ?

*Ces omissions , ou plutôt ces suppressions préméditées , annoncent une infidélité incontestable. Ce n'est pas ainsi qu'on rend compte d'un fait : elles démontrent l'intention d'égarer ; elles rendent les assertions de M.<sup>r</sup> Delaporte suspectes ; elles déposent contre lui.*

*Le silence de la Faculté détruit-il mes assertions ?... Justifie-t-il M.<sup>r</sup> Delaporte ?*

Ce n'est pas le silence de la Faculté qui détruit vos assertions et qui me justifie , c'est son arrêt.

*Je suis enfin en opposition manifeste avec sa doctrine , et il est impossible que l'un de nous n'ait pas évidemment tort.*

*Si mes remarques ne sont pas vraies ; si ,*

La Faculté de médecine a décidé que c'est vous.

*pour ce qui est relatif à la science, il m'est arrivé de commettre des erreurs, est-ce en gardant le silence que la Faculté disculpe M.<sup>r</sup> DELAPORTE ?.... Je maintiens fortement le contraire.*

*SI M.<sup>r</sup> DELAPORTE est injustement attaqué, comment se fait-il qu'on ne l'ait pas dit ?........ C'est que la chose est sans réplique. On ne se refuse pas à l'évidence.*

*SI la Faculté croit à ce qu'il avance, pourquoi aurait-on inséré la note suivante* dans le Journal général de médecine, *ou* Recueil périodique de la société de médecine, *du mois d'octobre dernier.*

« *PEUT-ON, doit-on lier l'artère iliaque* » *externe dans les anévrismes de la fémorale* » *au pli de l'aine ? Quoique l'heureux* » *exemple de* COOPER *ne laisse aucun doute* » *sur la possibilité du succès, il est regardé,* » *par beaucoup de chirurgiens, comme* » *fort douteux et très-difficile à obtenir.* » *M.<sup>r</sup> DELAPORTE soutient que cette liga-* » *ture doit être pratiquée sans crainte ; ce-* » *pendant l'issue funeste de l'observation* » *qu'il rapporte n'est pas très-encourageante,* » *et je suis loin de considérer, avec lui,* » *la mort du sujet comme étrangère à l'opé-* » *ration.* »

*CET article signé* CHAUMETON, *D. M. P., est d'un style clair et concis. Je défie qui que ce soit de l'interpréter en faveur de M.<sup>r</sup> DELAPORTE. Il prouve, au moins, que je ne suis pas seul en opposition avec lui. Beaucoup de chirurgiens, dit M.<sup>r</sup>* CHAUMETON, *regardent le succès comme fort douteux et très-difficile à obtenir, etc.*

Ah ! Docteur, vous prouvez bien que l'homme le plus sourd est celui qui ne veut pas entendre.

L'inutilité de votre attaque dispensoit parfaitement la Faculté d'en démontrer l'injustice.

La Faculté de médecine a arrêté, il y a déjà long-temps, que les opinions émises, même dans les actes publics de réception, « *doivent être considérées comme propres à* » *leurs auteurs, et qu'elle n'entend leur donner* » *ni approbation ni improbation* » : d'où il est permis d'inférer qu'a bien plus forte raison la Faculté ne se rend pas garante des opinions particulières consignées dans le recueil périodique de la Société de médecine.

J'opposerois à l'opinion non motivée de M.<sup>r</sup> CHAUMETON, 1.° celle de la Société médicale d'émulation ; 2.° un extrait imprimé dans la Bibliothéque médicale pour le mois d'avril dernier, s'il n'étoit pas trop détaillé pour trouver place ici. Je renvoie à la source ceux qui seroient curieux de le lire.

Cet extrait signé H. CLOQUET, prosecteur de la Faculté de médecine de Paris, est d'un style clair et concis. Je doute que qui que ce soit puisse l'interpréter en faveur de M.<sup>r</sup> M. Il prouve au moins que je ne suis pas le seul en opposition avec lui.

Je réponds maintenant au défi de M.<sup>r</sup> M., et sans interprétation je démontre que la note de M.<sup>r</sup> CHAUMETON, note que M.<sup>r</sup> M. regarde comme son palladium, est beaucoup plus favorable à mon opinion qu'à celle de M.<sup>r</sup> M.

1.° Après avoir mis en question si on peut, si on doit lier l'artère iliaque externe, M.<sup>r</sup> CHAUMETON dit : « *Quoique l'heureux exemple*

» *de* Cooper *ne laisse aucun doute sur la* » *possibilité du succès.* » Comme moi, il attribue donc la cure obtenue par Cooper, à la ligature de l'artère iliaque externe, tandis que M.ʳ M. avance que « *la guérison a été* » *le résultat de l'inflammation vive qui s'est* » *emparée de la tumeur avant que le malade* » *ait été opéré.* » ( *Page* 52. )

2.° M.ʳ Chaumeton dit que ce succès « *est* » *regardé, par beaucoup de Chirurgiens,* » *comme fort douteux et très-difficile à* » *obtenir.* » Je ne l'ai pas donné pour constant, et M.ʳ M. croit « *avoir prouvé, d'une* » *manière évidente, que l'opération* qui, » d'après mon dire, *peut être faite sans* » crainte, *ne peut pas être pratiquée avec* » *l'espérance du succès* ( *pag.* v ), et affirme » ( *pag.* 47 ) que *par ce procédé la guérison* » *est physiquement impossible.* »

Il est vrai que, dans la note ( *page* xj ), il s'exprime ainsi : « *Or, si des faits venaient* » *par suite à constater la possibilité de mettre* » *l'opération en pratique, on ne peut, etc.* » ; ce qui prouve qu'il n'est pas tellement sûr de ce qu'il avance, qu'il ne lui faille encore des faits pour le décider irrévocablement.

3.° M.ʳ Chaumeton finit en disant : « *et je* » *suis loin de considérer, avec lui, la mort* » *du sujet comme étrangère à l'opération.* » Sur ce point, il est d'accord avec M.ʳ M. : mais il ne s'explique pas sur la manière dont il conçoit que l'opération a déterminé la mort ; et M.ʳ M. soutient ( *page* 55 ) « *qu'elle* » *a été le résultat de la gangrène du tissu* » *cellulaire sous-péritonéal.* » Il n'est donc pas sûr que M.ʳ Chaumeton et M.ʳ Miriel, d'accord sur le fait, soient également d'accord sur les conséquences.

La conclusion est grave, péremptoire, accablante.

M.ʳ Chaumeton eût-il émis réellement une opinion formellement opposée à la mienne, du moment où il ne l'a pas motivée, j'ai dû garder le silence. Je n'ai pas encore vu répondre à des objections qui n'ont pas été faites.

Quoi ! M.ʳ M., des trois propositions de M.ʳ Chaumeton, deux sont évidemment pour

*LA conclusion est grave, péremptoire, accablante.*

*Quoi ! l'on a émis une opinion formellement opposée à la vôtre, et vous avez gardé le plus profond silence !* . . . . . . . . . . . . . . .

*Quoi ! M.ʳ Chaumeton prenant votre récit pour guide, aperçoit la vérité, entre*

*en opposition avec vous , M.ʳ DELAPORTE , qui avez observé le malade , qui l'avez eu constamment sous les yeux , et vous n'avez pas essayé de prouver que son opinion est erronée ! Vous croyez donc votre cause bien mauvaise ! . . . . .*

*ET si M.ʳ CHAUMETON avait vu CLECK dans le cours de sa maladie ; s'il s'était trouvé à l'ouverture du cadavre , il aurait à vous objecter des choses bien plus fortes encore ! . . . . J'aurais pu le faire ;*

*mais dans la crainte de paraître guidé par le ressentiment , tout en ne disant que la vérité , j'ai cru devoir me borner aux preuves contenues dans votre mémoire : elles sont suffisantes , authentiques et irrécusables.*

*SI M.ʳ DELAPORTE n'a rien fait pour appeler de cette sentence pour l'infirmer , c'est qu'en son âme et conscience il la croit fort juste ; c'est qu'il est intimément et profondément persuadé que toutes tentatives à ce sujet eussent été entièrement infructueuses: il s'est conduit avec beaucoup de prudence.*

*LA société de médecine , en laissant insérer cette note dans son Journal , n'a-t-elle pas émis son opinion d'une manière implicite ? . . . N'est-ce pas un jugement contre M.ʳ DELAPORTE ?*

*JE dois maintenant faire quelques efforts pour prouver que si , parfois , il m'est arrivé de paraître critique , il était impossible que cela ne fût pas.*

*LE système de M.ʳ DELAPORTE est imaginé et présenté avec tant d'artifice , qu'il est presque impossible aux personnes qui n'ont pas été à même d'observer le fait sur lequel il repose , de savoir par où pèche le raisonnement de l'Auteur.*

moi ; la troisième n'est pas évidemment pour vous , et vous me les opposez ! votre logique est donc bien mauvaise ?

Vous avez eu tort de ne pas dire tout ce que vous croyez savoir. Quand on se charge « *d'éveiller l'attention des savans* » , il ne faut rien taire , surtout en médecine où « *tout* » *est de la dernière importance* » , où « *tout* » *mérite l'attention la plus sérieuse.* »

Que parlez-vous de *ressentiment ?* Vous soulevez le coin du voile , M.ʳ M.

M.ʳ CHAUMETON a émis une opinion , il n'a point prononcé une sentence.

Si l'insertion d'une simple note dans le Journal est admise en preuve de l'adhésion de la Société de médecine aux opinions de l'Auteur de cette note , *à fortiori* la publication d'un ouvrage par un des Professeurs de la Faculté de médecine doit-elle être considérée comme une preuve non équivoque de l'adhésion de la Faculté aux opinions contenues dans cet ouvrage. Or M.ʳ RICHERAND , dans la dernière édition de sa *Nosographie chirurgicale* , approuve et conseille la ligature de l'artère iliaque externe dans le cas d'anévrisme , au pli de l'aine : donc la Faculté de médecine approuve et conseille l'opération que j'ai pratiquée sur P. CLECK. Ajoutez la décision de la Société de l'Ecole de médecine dont tous les Professeurs de la Faculté font essentiellement partie , et dites-moi si ce n'est pas un jugement contre M.ʳ M.

**

*Un système de ce genre peut-il être réfuté sans une analyse des plus sévères ? Est-il facile, sans les secours de la critique, de prouver qu'un succès qu'on donne, et qu'on a d'abord regardé comme certain, n'est réellement qu'imaginaire ? Cela est-il facile, lorsque des circonstances majeures sont réunies pour qu'on n'admette pas, d'une manière formelle et authentique, les idées de celui qui, le premier, prend le parti de l'opposition ? .....*

*J'AVOUE que quelques passages de mon mémoire annoncent un peu d'aigreur. Dans les discussions de ce genre, cela ne devrait pas être ; mon seul regret, c'est de ne pas y avoir plus mûrement réfléchi.*

*Mais, je le demande : Celui qu'on prive ouvertement du droit incontestable de propriété (1) peut-il conserver tout le calme néces-*

*Une analyse sévère* exige du jugement, et jusqu'ici vous n'en avez pas fait preuve.

*De l'aigreur* est bien modeste.

Ce n'est cependant pas le temps qui vous a manqué.

Pour agir méthodiquement, il faut d'abord, je crois, inventorier les titres de propriété de M.ʳ M. et procéder ensuite à leur vérification.

---

(1) *DANS un petit travail lu et déposé au Conseil de santé, il y a plus de deux ans, je me suis expliqué de la manière suivante, pour rendre compte de la première tentative faite le 15 août par le chirurgien en chef.*

M.ʳ M. avance (*page 4 du mémoire*) que c'est dans ce petit *chef-d'œuvre* que j'ai puisé tout ce que j'ai dit relativement aux modifications du procédé de COOPER ; et immédiatement après (*page 5*), il avoue *avec la plus grande ingénuité* que je l'ai prié de me communiquer des notes : ce qui prouve, de la manière la plus positive, que je ne soupçonnois même pas l'existence du *petit* TRAVAIL, et que les notes que M.ʳ M. s'empressa de me remettre, ne contenoient réellement que les détails recueillis lors des essais faits à l'amphithéâtre par M.ʳ DURET. La conduite de M.ʳ M. qui ne me remet que de simples notes, après avoir déposé son *petit* TRAVAIL au Conseil de santé, ne démontre-t-elle pas, en effet, l'intention formelle de me cacher l'ensemble de son *petit* TRAVAIL.

EXTRAIT *du Mémoire de M.ʳ Delaporte.*

*ON ouvrit ensuite (après l'opération) l'abdomen au-dessous des côtes ; on renversa la paroi antérieure de cette cavité sur le pubis, et tous les chirurgiens présens se convainquirent que le péritoine était intact.*

*ISOLANT ensuite cette membrane du paquet des vaisseaux, on vit que la ligature était placée à un pouce de l'artère épigastrique. L'examen attentif du rapport des diverses branches artérielles et veineuses qui se croisent à cet endroit, démontra aussi que la ligature avait été faite au lieu le plus convenable. En effet, l'artère iliaque externe est, là, placée devant et au côté externe de la veine du même nom : aucune branche ne les rend difficiles à isoler. Plus près de l'anneau, l'artère épigastrique, l'artère*

On ouvrit l'abdomen au dessous des côtes ; on en renversa la paroi antérieure sur le pubis, et les assistants purent se convaincre que le péritoine étoit entier.

Isolant ensuite cette membrane du paquet des vaisseaux, on vit que la ligature étoit à un pouce environ au dessus de l'artère épigastrique. L'examen attentif du rapport des diverses branches artérielles et veineuses qui se croisent à cet endroit, démontra qu'elle étoit placée au lieu le plus convenable. En effet, l'iliaque est là devant et au côté externe de la veine du même nom, dont on la sépare sans peine ; plus bas, l'épigastrique, l'iliaque antérieure et la direction oblique de la veine coronaire sur l'artère principale, ne laissant qu'un très-petit

*saire pour ne pas témoigner un peu d'humeur? Son mécontentement n'est-il pas excusable?*

La note n.° 1 étant la seule pièce qu'il produise, l'examen ne sera pas bien long.

Cherchant à couvrir le défaut d'importance de l'ouvrage par la pompe du titre, M.ʳ M. appelle TRAVAIL (*petit*, à la vérité) un simple procès-verbal dont le but particulier est de rendre compte de la séance du 15 Août, dans laquelle le chirurgien en chef a fait la première tentative de ligature de l'artère iliaque externe, ainsi que le prouve le dire de l'Auteur lui-même.

Suit la confrontation entre un passage de ce procès-verbal et les pages 10 et 11 de mon mémoire, de laquelle il résulte que j'ai répété presque mot à mot (*je n'ai retranché, en effet, de la rédaction de M.ʳ M. que des mots parasites qui alongent la phrase sans la rendre plus claire*) des détails qui ne m'appartiennent pas *plus qu'à M.ʳ M.*, sans indiquer par des guillemets ou par une citation les sources où j'ai puisé : *ce qui est faux pour la citation*; car je m'explique ainsi, dans mon mémoire (*page* 10, *lig.* 2) : « Il m'apprit, » en effet ( M.ʳ DURET ), que ses réflexions

---

*iliaque antérieure ou coronaire, la situation oblique de la veine coronaire sur l'artère iliaque externe ne laisseraient qu'un petit espace pour les ligatures. La dissection, l'isolement de ces rameaux, le placement des ligatures seraient donc infiniment plus difficiles. Peut-être cela ne pourrait-il se faire sans léser l'un d'eux ; accident qui entraînerait une mort inévitable.*

*ON doit en outre observer qu'il faudrait enlever plusieurs ganglions lymphatiques pour découvrir l'iliaque externe près de l'anneau ; difficultés qui, quoique faciles à vaincre, doivent néanmoins être évitées autant que possible.*

*CES deux opérations avaient été faites si facilement, que tous les assistans crurent à la possibilité de son exécution sur l'homme vivant. Néanmoins comme l'entreprise était délicate, il fut arrêté que de nouvelles opérations seraient pratiquées, afin de savoir si le résultat serait constamment le même.*

espace, le placement des ligatures deviendroit infiniment plus difficile, peut-être même impraticable, sans l'isolement de ces vaisseaux, dont l'ouverture, pendant la dissection, mettroit la vie dans le plus grand danger.

On ne pourroit pas non plus se dispenser d'enlever plusieurs ganglions lymphatiques pour découvrir l'iliaque aussi près de l'anneau ; ce qui ajouteroit à la difficulté et à la longueur de l'opération.

Ces premiers essais avoient été si satisfaisans, que tous les assistants croyoient à la possibilité de son exécution sur l'homme vivant. L'entreprise étoit délicate : nous pensâmes qu'il étoit prudent de faire de nouvelles tentatives; elles donnèrent les mêmes résultats.

*IL est évident que dans ce passage j'ai voulu prouver que M.ʳ DURET a placé ses ligatures au lieu le plus avantageux. Or, si des faits venaient par suite à constater la possibilité de mettre l'opération en pratique, on ne peut lui refuser d'avoir, le premier, désigné le lieu qui mérite la préférence ; et M.ʳ DELAPORTE n'a pas le droit de répéter, presque mot à mot, des détails qui ne lui appartiennent pas, sans indiquer, par des guillemets, ou par une citation, les sources où il a puisé.*

*ON ne le peut sans violer les lois de la justice et de la bienséance ; c'est ce qui est arrivé à M.ʳ DELAPORTE, et je puis dire que ce n'est pas la première fois qu'il a eu des torts envers moi.*

» sur la gravité de la maladie de P. Cleck, sur les inconvénients des moyens à lui opposer,
» enfin, sur les rapports de l'iliaque externe au dessus de l'arcade crurale, lui ayant fait
» pressentir la possibilité de découvrir et de lier cette artère, il y avoit procédé de la ma-
» nière suivante, le 15 Août, six jours par conséquent avant l'arrivée du journal de
» MM. Corvisart et Le Roux : Une incision commencée, etc., etc. »

C'est bien là, j'espère, citer son auteur, et s'il n'y a pas de guillemets à l'alinéa suivant,
le pronom personnel indéfini on indique aussi positivement, au moins, que des guillemets,
que cet alinéa est la continuation du précédent. Les détails qu'il renferme, sont d'ailleurs
tellement liés à l'opération de M.ʳ Duret, qu'il est de toute impossibilité de les en séparer.
Mais M.ʳ Miriel, qui veut à toute force se donner pour un faiseur en titre, avance
« qu'*il est évident que dans ce passage il a voulu prouver que M.ʳ Duret a placé ses
» ligatures au lieu le plus avantageux* », sans faire attention que, quelques lignes plus bas,
obligé de céder à la vérité qui le presse, il avoue « qu'*on ne peut refuser à M.ʳ Duret
» d'avoir, le premier, désigné le lieu qui mérite la préférence.* » Or il n'a pu accorder
la préférence à ce lieu, qu'après avoir démontré qu'il étoit le plus avantageux : donc ce
n'est pas M.ʳ Miriel, c'est M.ʳ Duret qui a prouvé lui-même qu'il avoit placé ses ligatures
au lieu le plus avantageux : donc M.ʳ M. n'a fait autre chose que de consigner dans son
procès-verbal les résultats de la démonstration de M.ʳ Duret.

La suite du procès-verbal roule sur des répétitions qui, de son aveu, n'ont rien appris
( *Voyez Version de* 1810, *p.* 27 ). Cependant, dans la seconde édition de son *petit* TRAVAIL
( *page* 26 ), M.ʳ M., toujours disposé à se donner un certain relief, dit : « *Pour ne pas
» m'écarter de ce précepte* ( du précepte établi par M.ʳ Duret ), *et rendre le procédé
» opératoire toujours certain, je traçai quelques lignes sur un cadavre que j'opérai le* 20,
» *et j'obtins le résultat suivant.* » La meilleure preuve que M.ʳ M. n'a pas obtenu, le 20,
un résultat différent de celui de M.ʳ Duret dont il avoit répété le procédé, le 15,
sans s'écarter de la route qu'il venoit de suivre ( *voyez page* 25 ), c'est que, dans sa
première version ( *pages* 26 *et* 27 ), il dit tout bonnement : « *Le* 17, 20 *et* 21, *nouvelles
» expériences, mêmes résultats* » ; et M.ʳ M. prouve qu'il n'est pas homme à laisser
échapper la plus petite occasion de caresser son amour-propre.

Le droit incontestable de propriété de M.ʳ M. ne s'étend donc pas au delà d'une rédaction,
qui ne vaut pas plus qu'elle n'a dû lui coûter, et dont je ne me suis servi qu'après la lui
avoir demandée ( ce qu'il dit bien positivement, *page* 5 ), en lui indiquant l'usage que
j'en devois faire pour son beau-père ( *même page* ); ce qu'il passe sous silence, on
voit bien pourquoi.

On l'entendra cependant bientôt affirmer que « *je n'ai point participé aux changemens
» que j'annonce néanmoins avoir faits au procédé de* Cooper » , et réclamer à grands cris
*l'antériorité.* ( *Voyez la première note de la page* 32 *et la note marquée d'un astérisque,
au bas de la page* 31. ) Ce n'est donc pas moi qui viole les lois de la bienséance, encore
moins celles de la justice ; mais n'anticipons pas sur les événements et bornons-nous,
pour le moment, à faire remarquer que le véritable motif de l'injuste agression de M.ʳ M.
est renfermé tout entier dans la dernière phrase de sa note : « Et je puis dire que ce
» n'est pas la première fois qu'il a eu des torts envers moi. »

Enfin, le grand mot est lâché. J'ai eu des torts envers M.ʳ M. ; *indè iræ.* Mais pourquoi
M.ʳ M. n'a-t-il pas profité de l'occasion pour les faire connoître ? C'étoit le moment de me
faire porter publiquement la peine de ces torts, s'ils sont réels. M.ʳ M. ne dira pas
que c'est par ménagement qu'il a gardé le silence. Quel motif a donc pu l'arrêter ? La

crainte de mettre au grand jour la fausseté de son accusation, en prouvant lui-même que je n'ai d'autres torts envers lui que de ne lui avoir pas sacrifié les intérêts de ses confrères. Au reste ; les voici, ces torts :

Je me suis opposé à une promotion dont M.<sup>r</sup> Miriel devoit faire partie, parce que, pour donner de l'avancement à la seconde classe, il eût fallu mettre en retraite plusieurs Chirurgiens de première, qui ont servi utilement depuis.

Je me suis opposé à l'admission de M.<sup>r</sup> Miriel au concours, parce qu'il ne remplissoit pas les conditions exigées par les réglemens.

M.<sup>r</sup> Miriel, jugeant de l'avenir par le passé, s'étoit persuadé, sans doute, que le temps de la faveur dureroit toujours. Le temps de la justice étoit arrivé. Mécontent de se voir ramené à la règle, au lieu de s'y conformer, il demanda itérativement et obtint sa démission. Cette démission a été le prétexte des imputations les plus odieuses : quelques bonnes âmes n'ont même pas rougi de se faire l'écho de la calomnie, et de colporter de maison en maison que j'avois fait perdre à M.<sup>r</sup> Miriel sa place et son état.

Je n'avois point attendu que M.<sup>r</sup> M. se présentât, pour maintenir l'exécution des réglemens. Ma conduite dans cette circonstance étoit la suite naturelle de celle que j'avois toujours tenue dans les concours, et plus particulièrement encore dans le précédent, envers un Pharmacien de seconde classe qui, plus sage ou mieux conseillé que M.<sup>r</sup> M., n'a pas perdu sa place, parce qu'il n'a pas donné sa démission. Si mon invariable opposition aux infractions que l'on a tenté de faire aux lois qui régissent cette partie du service médical, est un tort aux yeux des protégés et des protecteurs, elle aura la sanction de tous ceux qui savent combien il importe à des subordonnés de ne pas être soumis à l'arbitraire ; et c'est heureusement le plus grand nombre.

*Et pour peu que ses mouvemens soient modérés,*

Admirez-donc la modération de Monsieur Miriel.

*pourvu que la passion ne l'aveugle pas au point de l'empêcher de voir juste, quel reproche peut-on lui faire,*

Elle est poussée au point, LA PASSION, qu'elle vous a rendu sourd aux conseils les plus sages, et aveugle sur les résultats d'une démarche aussi inconsidérée. Vous regretterez, mais trop tard, qu'elle ne vous ait pas aussi rendu muet.

*lorsque sur-tout la science est essentiellement intéressée à la discussion ? . . . . .*

L'intérêt de la science n'est entré pour rien dans votre calcul, du moment où la Société savante que vous aviez choisie pour juge, a déclaré que votre discussion étoit *inutile.*

*Peut-on d'ailleurs toujours parvenir à prouver qu'on a raison, sans dire des vérités quelquefois choquantes ? La faute en est à celui qui met dans l'obligation d'employer de pareils moyens.*

Si je vous dis des vérités quelquefois choquantes, vous direz donc *meâ culpâ.*

*AU RESTE, la forme ne nuit point à l'évidence, et l'évidence règne dans toutes mes propositions, puisqu'elles ne m'ont pas été contestées.*

Puissamment raisonné, docteur ! puissamment raisonné ! . . . Il fait nuit en plein midi, personne ne soutient le contraire : donc l'évidence règne dans cette proposition. Mais c'est

*J'OBSERVERAI qu'il y a dans mon mémoire beaucoup de choses étrangères à M.ʳ DELAPORTE. L'opposition qui règne entre nous, relativement à la ligature de l'artère iliaque externe, n'est pas précisément la conséquence de l'issue funeste de son opération ; elle est le résultat de la lecture approfondie de ce que nous possédons sur cette matière. Je n'imagine rien, j'observe ; je compare des faits, j'en tire des inductions ; et si mes conséquences sont justes, la critique elle-même peut-elle manquer de l'être, quelque sévère d'ailleurs qu'elle paraisse ?*

parce que vos propositions sont évidentes comme celle que je viens d'établir, que la Société de médecine n'a pas pris la peine de vous les contester, et qu'elle les a frappées *en masse* d'un arrêt de nullité.

---

*AYANT soumis mes idées au jugement de la Faculté avant de songer à les mettre au jour ( cela suffit, je pense, pour me mettre à l'abri de toute espèce de reproche ), je déclare que sa décision eût été pour moi un arrêt irrévocable, si M.ʳ DELAPORTE ne s'était pas permis, le 8 février, les sorties les plus injurieuses et les plus indécentes dans un lieu public, et en présence d'un nombreux auditoire ; mais étant excité à la publication de mon mémoire par les provocations les plus vives, je croirais manquer à l'honneur et à mon devoir ; je me rendrais coupable aux yeux du public entier, si je ne répondais pas à de pareilles instigations.*

Vaille que vaille.

*JE m'y décide d'autant plus volontiers, que je suis sans crainte, attendu que je n'avance rien de faux,*

La déclaration de M.ʳ M. est précieuse. Si je n'avois rien dit, la décision de la Faculté « eût été pour M.ʳ M. un arrêt et un arrêt » irrévocable. » J'ai parlé, la décision de la Société n'est plus *un arrêt.* Tant d'efforts pour infirmer cette décision, M.ʳ M., prouvent que vous la regardez cependant comme *un arrêt,* et comme *un arrêt* qui vous condamne.

*et parce que ma conscience ne me reproche rien relativement à ma conduite envers M.ʳ DELAPORTE.*

*En signalant son inexactitude et ses erreurs, je crois n'avoir fait qu'un noble usage de mes facultés. En médecine, tout est de la dernière importance ; tout mérite l'attention la plus sérieuse ; il n'est rien qui intéresse plus essentiellement l'humanité que ce qui est relatif à l'art de guérir, et c'est sur-tout dans cet art qu'on doit se garder de laisser propager les erreurs.*

La Pièce N.° 2 prouve *à elle seule* la fausseté de quatre faits principaux.

Pas même l'intention dans laquelle vous avez fabriqué ce mémoire ? Votre conscience n'est pas *très-timorée......*

Je crains bien que votre mémoire ne fasse pas mieux penser de vos facultés que du NOBLE usage que vous en faites.

*IL plaît à M.ʳ DELAPORTE de s'attribuer des choses qui ne sont pas de lui ; j'ai le*

C'est ce que nous verrons au procès.

*droit de faire des réclamations, si je prouve qu'elles sont fondées.*

*Il lui plaît d'émettre son opinion sur les résultats de son opération et sur les avantages que l'art peut en retirer ; il m'est permis, je pense, d'indiquer les raisons qui me portent à avoir une opinion contraire à la sienne. Je ne force, je n'engage personne à penser comme moi ; je soumets mon opinion au jugement du public pour savoir si elle est erronée, ou si, par le rapprochement de quelques observations analogues antérieurement recueillies et communiquées par des médecins dignes de foi, j'ai bien saisi la marche de la nature et la similitude de ses mouvemens, dans des circonstances qui me semblent absolument les mêmes.*

*Notre unique objet doit être de consulter l'expérience ; nous ne devons raisonner que d'après des faits que personne ne puisse révoquer en doute. Avec des propositions détachées, et par des raisons spécieuses, il est facile d'éblouir ; mais pour raisonner conséquemment, il faut d'abord établir le principe.*

*Ce qu'il est donc important d'examiner ici, c'est le fait : une fois constaté, il n'y aura plus d'équivoque.*

*Si, par défaut de savoir, par défaut de pénétration et de jugement, il m'est arrivé de ne pas raisonner juste ; si mes assertions sont mensongères, que M.ʳ Delaporte me le prouve : s'il réfute victorieusement mes objections, je saurai reconnaître mes erreurs. Mais qu'il n'oublie pas que cette discussion est relative à la science, et qu'elle ne doit avoir lieu qu'entre nous deux,*

Si M.ʳ M. s'étoit contenté d'apprendre au public qu'il a une opinion différente de la mienne sur les résultats de mon opération et sur les avantages que l'art peut en retirer, je ne lui aurois sûrement pas répondu ; je n'ai pas non plus la prétention de forcer personne à penser comme moi. Je crois d'ailleurs, que le public éclairé ne doit pas être très-flatté de se voir pris pour juge d'une discussion à laquelle on peut affirmer, sans crainte de le blesser, qu'il est absolument ; étranger surtout après la décision d'un tribunal compétent. Mais le mémoire de M.ʳ M. renferme une accusation de plagiat et une réclamation, à son bénéfice, des modifications faites, à Brest, au procédé opératoire de Cooper. Ces deux questions sont à la portée de tous ceux qui ont reçu une bonne éducation ; et c'est la discussion suscitée par M.ʳ M. sur ces deux points, que je soumets à leur jugement.

Il ne suffit pas d'établir le principe, il faut encore que les conséquences soient justes ; et vous avez assez joliment prouvé que votre logique s'étend rarement aussi loin.

C'est déjà fait pour le défaut de pénétration et de jugement : ce que j'ajouterai désormais sera pure libéralité de ma part. En temps et lieu, je ferai droit à votre réclamation pour le défaut de savoir et les assertions mensongères.

Si vous m'avez opposé inconsidérément quelque personnage que ce soit, il faudra cependant trouver bon que je le récuse, lorsque l'intérêt de ma cause l'exigera.

*attendu que je n'ai pris conseil de personne pour la rédaction de mon mémoire. Je n'ai voulu exposer personne à perdre ses bonnes grâces.*

*Qu'il n'oublie pas sur-tout que la discussion n'est affligeante que pour celui qui connaît la faiblesse de ses preuves, ou pour celui qui a la conscience de la futilité de ses prétentions.*

*On ne la craint pas quand on a pris la vérité pour guide, et lorsqu'on est convaincu de la bonté de sa cause.*

J.ⁿ-J.ᵇ-Y.-L. MIRIEL.

Vous n'avez pris conseil de personne pour la *rédaction* de votre mémoire ? Cela prouve que *le style* de votre mémoire vous appartient. Mais *les idées*, M.ʳ M., à qui sont-elles

La discussion ne sera donc affligeante que pour vous.

Vous êtes si peu convaincu de la bonté de votre cause que, loin de prendre la vérité pour guide, vous avez eu constamment recours au mensonge. Vos deux Versions sur l'observation de P. Cleck, les réponses de M.ʳ Duret aux questions que je lui ai posées devant plusieurs personnes dignes de foi, et fourniront des preuves irrécusables.

P.-L. DELAPORTE.

# RÉPONSE

## AUX RÉFLEXIONS THÉORIQUES ET PRATIQUES

### DE M.ᴿ MIRIEL,

*Sur mon Mémoire relatif à la Ligature de l'Artère iliaque externe, dans les anévrismes de la Fémorale, au pli de l'aine.*

> Quid dignum tanto feret hic promissor hiatu?
> Parturient montes, nascetur ridiculus mus.
>
>                    malè si mandata loqueris,
> Aut dormitabo, aut ridebo.
>
>           ( Q. Horatii *de Arte poëticâ*. )
>
> *Choisissez.*

*Reflexions théoriques et pratiques sur le Mémoire de M.ʳ Delaporte, second Chirurgien en chef de la Marine au port de Brest, et Professeur de Pathologie chirurgicale, relativement à la Ligature de l'Artère iliaque externe, dans les anévrismes de la Fémorale, au pli de l'aine;*

*Par J.ⁿ-J.ʰ-Y.-L. Miriel, Docteur-Médecin de la Faculté de Paris, ex-Chirurgien entretenu de la Marine, alors Secrétaire du Conseil de santé et Prévôt de Chirurgie.*

Monsieur MIRIEL, qui dans l'énumération de ses titres, a omis (*sûrement par modestie*) de désigner la classe à laquelle il appartenoit dans la Marine (la seconde), s'exprime ainsi:

« Docteur-Médecin de la Faculté de Paris,
» ex-Chirurgien entretenu de la Marine,
» alors Secrétaire du Conseil de santé et
» Prévôt de Chirurgie. »

Ou M.ʳ Miriel rapporte l'adverbe de temps alors à l'époque de son Doctorat en médecine, et je lui observe qu'il n'étoit plus Secrétaire du Conseil de santé lorsqu'il a été reçu Docteur;

Ou il désigne l'époque à laquelle il est devenu ex-Chirurgien entretenu de la Marine, et je lui objecte qu'il n'a pu être ni Secrétaire ni Prévôt, du moment où il a quitté le service;

1

Ou enfin , il prétend qu'il étoit Secrétaire et Prévôt ALORS que j'ai pratiqué la ligature de l'artère iliaque externe , et je lui prouve ( *Voyez l'extrait de la matricule des Officiers de santé , pièce N.° 1.* ) qu'il étoit remplacé au secrétariat du Conseil de santé , depuis le 1.<sup>er</sup> Avril 1808 ; plus de quinze mois , par conséquent , non-seulement avant cette opération , mais même avant l'entrée du malade à l'hôpital.

Si les deux premières acceptions ne présentent qu'une infidélité trop gratuite pour être de quelqu'importance , la dernière est bien propre à élever des doutes sur la véracité de l'Auteur : ne tend-elle pas , en effet , à insinuer que les deux places qu'il occupoit ALORS , l'ayant mis à même d'observer scrupuleusement , ses assertions commandent AUJOURD'HUI la confiance la plus exclusive ?

Il seroit possible, cependant, que M.<sup>r</sup> MIRIEL ait eu une autre idée, et ALORS ne seroit qu'une faute de langue. Cela paroîtra, peut-être même , encore plus probable , si l'on considère qu'un extrait de son Mémoire , fait à Paris , finit, sous le rapport grammatical , par des reproches graves sur les fautes nombreuses de rédaction et même d'orthographe qui le déparoient ; si l'on considère qu'un des chefs du service de santé de ce port, consulté depuis par l'Auteur , est convenu que son manuscrit étoit plein de négligences ( *et c'est le mot honnête, pour le mot qui ne l'est pas* ) ; si l'on considère , enfin , qu'un Grammairien distingué a trouvé , dès les premières pages du Mémoire imprimé, des équivoques , des transpositions vicieuses , des endroits inintelligibles ou mal rédigés et à refondre.

Le choix , l'application de plusieurs des citations latines de M.<sup>r</sup> M. , et surtout la manière dont il estropie les passages latins, prouvent assez que cette langue ne lui est pas non plus très-familière. Malgré les corrections, le paragraphe ci-contre en fournit encore la preuve matérielle : le mot *veniat* y remplace le mot *vincat*, et le verbe *venire*

*Qui stadium currit, eniti et contendere debet quàm maximè possit, ut veniat ; supplantare eum , quicum certet, aut manu depellere, nullo modo debet : sic in vitâ sibi quemque petere quod pertineat ad usum, non iniquum est ; alteri deripere, jus non est.*

CICERO.

venir, n'a sûrement pas la signification du verbe *vincere* vaincre. Aussi je suis porté à croire qu'en décorant son mémoire d'une épigraphe latine, en le lardant de quelques passages latins, il a cédé à l'empire de la mode qui veut qu'un Docteur ait l'air de savoir cette langue, plutôt qu'à la folle prétention de persuader qu'il la possède réellement.

Veut-on des preuves authentiques ? j'en donne. Informé par la voix publique que M.ʳ Bourson s'amusoit à corriger le mémoire de M.ʳ M., j'ai écrit à M.ʳ Bourson; voici sa réponse :

MONSIEUR,

Je vous dirai franchement que la voix publique ne vous a point trompé. Je vous envoie le mémoire de M.ʳ M.; voyez les notes que j'ai mises *seulement* à la première feuille, et jugez par vous-même les équivoques, les transpositions vicieuses, les endroits inintelligibles ou mal rédigés et à refondre : voyez les passages latins estropiés, *venial* pour *vincat*, et plus loin, *dilebuntur* pour *dilabuntur*. C'en est assez, je pense, pour prouver que, sous le rapport grammatical, cet ouvrage est mal composé.

BOURSON.

Le principe est juste :

L'application est fausse. Ce n'est pas mon mémoire qui contient une transgression dont M.ʳ M. soit en droit de se plaindre; c'est le sien qui en renferme plusieurs, contre lesquelles il est d'autant plus équitable de réclamer, que, sans le moindre scrupule, il se fait les honneurs de la propriété médicale d'autrui.

Il n'y a d'évident, dans ce paragraphe, que la fausseté des assertions. Le texte de mon mémoire porte (*pag.* 8, *lig.* 8):

« Je n'avois pas revu P. CLECK, lorsque, le 21 du même mois, le journal de MM.

*IL est un devoir qui doit être également sacré pour tous les hommes : c'est celui de respecter le droit qu'a tout individu de jouir du fruit de ses travaux et de ses peines ; mais que de raisons s'opposent à ce que ce devoir soit aussi justement observé qu'il devrait l'être ! . . .*

*UNE transgression formelle de ce genre m'impose l'obligation de faire quelques réflexions sur différens points du mémoire que M.ʳ DELAPORTE a présenté à la Société médicale d'émulation de Paris, et qui est inséré dans le septième volume des mémoires que cette Société savante vient de mettre au jour.*

*IL est évidemment rédigé, ce mémoire, de manière à n'attribuer qu'à l'Auteur les détails du procédé opératoire qu'il a suivi, tandis que, dirigé par mes recherches sur le cadavre,*

*et ayant préalablement pris pour guides les données de M.<sup>r</sup> Du ret, Chirurgien en chef de la Marine au port de Brest,*

*j'avais décrit ce procédé, même avant l'époque à laquelle l'Auteur du mémoire avoue s'en être occupé pour la première fois.*

*C'est donc à tort qu'il dit avoir modifié le procédé opératoire de Cooper. Le perfectionnement dont il serait susceptible, si cette opération pouvait être mise en pratique, ne lui appartient pas. Tout ce qu'il dit à cet égard, a été puisé dans un petit mémoire que j'ai lu publiquement au Conseil de santé il y a plus de deux ans, et qui est*

Corvisart et Leroux, qui contient l'observation de M.<sup>r</sup> Cooper, dans un cas semblable, parvint à Brest. J'en eus à peine connoissance, que je me rendis à l'amphithéâtre, où je fis cette opération des deux côtés d'un sujet que j'y avois fait transporter. »

*Pag.* 10, *lig.* 2. « Il m'apprit, en effet, ( M.<sup>r</sup> Duret ) que ses réflexions sur la gravité de la maladie de P. Cleck, sur les inconvénients des moyens à lui opposer, enfin sur les rapports de l'iliaque externe au dessus de l'arcade crurale, lui ayant fait pressentir la possibilité de découvrir et de lier cette artère, il y avoit procédé de la manière suivante, le 15 Août; six jours, par conséquent, avant l'arrivée du journal de MM. Corvisart et Leroux. »

Dans le premier extrait, je déclare bien positivement que je dois l'idée de lier l'artère iliaque externe, à la lecture du journal; dans le second, je relate l'énoncé de M.<sup>r</sup> Duret, qui m'a dit avoir pratiqué cette ligature, six jours avant l'arrivée du journal. Est-ce là le langage d'un homme qui veut n'attribuer qu'à lui seul les détails d'un procédé opératoire? est-ce là le langage d'un homme qui veut se faire un mérite de la priorité de ces détails?

Ces prétendues recherches seront bientôt appréciées à leur juste valeur.

Concevoir un projet d'opération pour mettre l'artère iliaque externe à découvert, l'exécuter le premier de manière à servir de modèle aux répétitions qui en ont été faites par M.<sup>r</sup> M., voilà ce qu'il appelle *des données*.

Décrire n'est pas inventer.

Cela vous plaît à dire, M.<sup>r</sup> M.; mais vous me permettrez de rappeler de cette décision.

Pour que la lecture et le dépôt du *petit* manuscrit aux archives du Conseil de santé déposassent contre moi, il faudroit me convaincre d'avoir entendu cette lecture ou d'avoir consulté le mémoire avant d'écrire le mien : mais vous, vous avouez tellement

*en dépôt dans ses archives il y a plus de vingt mois.*

*Ce fut à cette époque que l'Auteur me pria de lui communiquer mes notes. Elles lui étaient indispensablement nécessaires pour la rédaction de son mémoire. Je m'empressai de les lui remettre.*

l'impossibilité de faire cette preuve, que vous ne l'essayez même pas.

Votre mémoire est en défaut. Ce n'est pas à cette époque que.... Vous avouez donc que je vous ai communiqué des notes, observe M.ʳ Miriel. — Je ne l'ai jamais nié, Monsieur. — *Habemus confitentem reum*, s'écrie-t-il aussitôt avec vivacité. — Modérez-vous, M.ʳ M. et vous verrez que cet aveu ne vous servira pas mieux que mes dénégations.

Oui, encore une fois, M.ʳ M., vous m'avez communiqué des notes, non pas à l'époque de la remise de votre *petit* mémoire aux archives du Conseil de santé, le 9 Janvier 1810; mais après la mort de P. Cleck, époque à laquelle je m'occupai de la rédaction du mien. Cette communication eût été sans objet, avant. En effet, le 21 Août, j'avois arrêté invariablement la direction de mon incision; le 25, vous m'aviez fait connoître celle de M.ʳ Duret, en la répétant en notre présence; le 3 Janvier, j'avois modifié, en opérant P. Cleck, les trois autres temps du procédé de M.ʳ Cooper: que m'auroit appris de plus votre *petit* mémoire, le 9? rien, bien évidemment rien. Et il est tout aussi évident que, si, à l'époque que je vous cite, je vous ai prié de me communiquer des notes, ce n'étoit pas qu'elles me fussent absolument nécessaires pour rédiger mon mémoire; c'étoit parce que, n'ayant connoissance des essais de M.ʳ Duret que par la courte conversation que nous avions eue ensemble pendant sa visite du 22 (*jour où je lui fis part des résultats que j'avois obtenus la veille*), il m'étoit difficile de rédiger la partie de ce mémoire qui le concerne, sans courir les risques de commettre des erreurs ou de faire des omissions que, vous le premier, n'eussiez pas manqué d'attribuer à des motifs peu honorables pour moi. Et bien m'en a pris de faire un usage exclusif de ces notes; car si vous criez si fort parce que je n'ai rien changé à vos expressions, quel vacarme ne feriez-vous pas si elles étoient dénaturées !

*On verra, par suite, qu'il n'a pas dédaigné d'en faire usage d'une manière exclusive.*

*Je vais faire quelques efforts pour prouver.*

Tous ces efforts seront vains.

*ce que j'avance, de manière à dissiper tous les doutes que pourrait faire naître l'adresse avec laquelle l'Auteur a disposé, arrangé chaque partie de son mémoire.*

*JE sais qu'une proposition douteuse, et même fausse, présentée avec art, est quelquefois si vraisemblable, qu'elle nous paraît aussi vraie que la vérité même;*

*que, sous ce rapport, il me sera peut-être difficile de la mettre en évidence.*

*Néanmoins, fondé sur cette maxime incontestable, que les édifices les plus élevés et les plus spacieux sont ceux qui s'écroulent avec le plus de précipitation, quand les piliers qui les soutiennent, sont mal affermis, je vais soumettre à des discussions pures et simples les propres expressions de l'Auteur. En les présentant sous leur véritable point de vue, il ne sera point difficile de voir qu'elles ne sont réellement décorées que du vernis de la vérité; on verra que, par fois, il est en contradiction avec lui-même. J'aurai soin d'ailleurs de mettre dans mes remarques et dans mes observations la circonspection qu'on est en droit d'attendre : mon unique intention est de rendre palpables des vérités que l'on s'est efforcé de cacher. Toujours véridique et sincère, je n'aurai recours à aucun détour, à aucun subterfuge. Je n'établirai point mes propositions sur des preuves trompeuses : je suis incapable de faire à la vérité l'injure de la couvrir des vêtemens du mensonge; et comme il m'importe beaucoup d'écarter tout ce qui pourrait faire naître des doutes sur la fidélité de mes sens, j'aurai soin, je le répète, de prendre pour bases uniques et fondamentales de mes raisonnemens, les propres expressions de l'Auteur. De cette manière j'espère parvenir à réfuter un système beaucoup plus séduisant par les couleurs sous lesquelles il est présenté, que par le fond des idées et la solidité des principes.*

*« LA CRAINTE de la mortification par le*

L'adresse avec laquelle j'ai disposé, arrangé...... on ne fera pas le même reproche à l'Auteur.

C'est sans doute cette conviction qui vous a déterminé à écrire vos réflexions, M.ʳ MIRIEL.

Quoi ! déjà vous montrez le bout de l'oreille ? Vous ne vous apercevez donc pas que vous paralysez d'avance les efforts que vous devez faire pour dissiper tous les doutes ?

Il n'y aura de renversé que le foible échafaudage sur lequel l'Auteur élève ses prétentions chimériques.

Discussions *simples*, d'accord; mais *pures*, d'intention surtout, c'est autre chose.

C'est-à-dire, sous le point de vue qui vous convient.

*Par fois* n'est pas le mot pour vous, M.ʳ M.; c'est *toujours* qu'il faut dire.

Quelle véracité ! quelle sincérité !

Vous avez fait, le 9 Janvier 1810, un rapport bien différent de celui que vous publiez aujourd'hui : il n'y en a évidemment qu'un de vrai. Dans l'autre, malgré vos belles protestations de sincérité, vous avez donc fait à la vérité l'injure de la couvrir des vêtements du mensonge ? C'est dans le dernier. On croira sans peine qu'il vous importoit beaucoup d'écarter ce qui pourroit faire naître des doutes sur la fidélité de vos sens; mais on ne pense pas à tout, et vous avez oublié d'écarter une pièce de conviction dont je ferai plus heureusement que vous, j'espère, l'usage que vous m'indiquez. Car, pour réfuter M.ʳ MIRIEL en 1812, je n'aurai qu'à en appeler à M.ʳ M. en 1810.

» *défaut d'anastomose suffisante pour nourrir*
» *le membre, l'impossibilité de porter une*
» *ligature au-dessus de la tumeur* » sont, dit
l'Auteur, page 1.<sup>re</sup>, *les raisons puissantes qui*
*ont déterminé le plus grand nombre des pra-*
*ticiens à considérer l'anévrisme de l'artère*
*crurale, immédiatement après son passage*
*sous le ligament de fallope, comme une*
*maladie hors de la portée des secours de*
*l'art : et le but de son mémoire est* 1.° « *de*
» *prouver que l'anatomie et la pathologie sont*
» *d'accord pour dissiper jusqu'à la moindre*
» *crainte sur le premier point;* 2.° *de confir-*
» *mer par une nouvelle observation celle de*
» COOPER *sur la possibilité de lier l'iliaque*
» *externe dans les anévrismes au pli de*
» *l'aine* ».

« Dissiper jusqu'à la moindre crainte sur
» le premier point, la mortification, etc. »

*Si cette assertion, au moins très-con-*
*fiante, était réellement fondée, on pourrait,*
*avec la plus grande sécurité, avec la certi-*
*tude d'un succès jamais douteux, opérer les*
*anévrismes dont il s'agit, par la ligature*
*de l'artère iliaque externe; et l'Auteur du*
*mémoire aurait, en dessillant les yeux de la*
*plupart des praticiens, rendu à l'humanité*
*un service réellement éminent. Mais quels*
*sont les résultats sur lesquels repose une*
*prédiction aussi consolante ?...*

*L'heureuse opération de* COOPER *sans*
*doute !... car sur trois opérations, qu'il*
*n'est pas même encore prouvé que M.<sup>r</sup>*
ABERNETHY *ait faites, deux n'ont point*
*réussi.*

*Celle pratiquée par M.<sup>r</sup>* DELAPORTE *dé-*
*pose-t-elle en faveur de son assertion ?*

Oui, sans doute, si le succès de cette
opération ne dépendoit que du nombre et
du volume des vaisseaux qui remplacent
l'artère principale. Mais comme plusieurs
causes peuvent gêner ou même empêcher
la libre communication de ces vaisseaux,
il est évident que la ligature de l'artère
iliaque externe ne peut pas être d'un effet
plus immanquable que la ligature de la
poplitée, par exemple, que l'on pratique
cependant, quoiqu'elle ne réussisse pas
constamment. Quelle est d'ailleurs l'opération de chirurgie qui réussisse toujours ?

Plusieurs faits antérieurs à celui de M.<sup>r</sup>
COOPER, réunis aux planches de SCARPA,
laissent si peu de doute sur le passage d'une
quantité de sang suffisante pour entretenir la
vie dans le membre, après l'oblitération du
tronc de la crurale, qu'il est permis aujour-
d'hui de ne plus craindre la mortification
qui est la suite du défaut de circulation du
sang, la seule dont j'aie parlé.

Oui, sans doute, puisque la gangrène
survenue à la partie supérieure de la cuisse et
dans un seul point de sa circonférence, n'a
paru que le 12.<sup>ème</sup> jour de l'opération; tandis
que la mortification qui est l'effet du défaut

*C'est ce qu'il n'a pas mis en évidence : il ne s'est pas même prononcé d'une manière affirmative. Seulement il a fait quelques efforts pour regarder la mort comme étrangère à l'opération.*

*On ne peut douter un instant que plusieurs faits n'aient démontré, d'une manière palpable, la possibilité de conserver le membre inférieur, lorsque le passage du sang était suspendu dans le tronc de l'artère crurale ; mais voudrait-on partir de cette vérité pour nier la possibilité d'une terminaison entièrement opposée. Des issues fâcheuses, multipliées et incontestables n'ont-elles pas servi de guide aux décisions des grands Maîtres qui ont considéré le cas dont il s'agit comme étant essentiellement mortel ? Si l'expérience n'est pas, en matière de faits, une garantie suffisante, à quelle autorité faut-il donc s'en rapporter ?*

*J'observe d'abord qu'il n'y a pas analogie dans les rapprochemens que l'Auteur cherche à faire. Les faits qu'il cite ne démontrent ni la probabilité du succès, ni la nécessité de l'opération de COOPER, qui, elle-même, n'est pas un argument irrésistible, ainsi que je le prouverai plus amplement par la suite.*

*Dans tous les cas, ce n'est qu'un fait. Seul, il ne peut faire loi ; il ne prouve pas l'indication précise de lier l'iliaque externe dans les anévrismes au pli de l'aine : il prouve encore moins qu'on puisse faire cette opération, sans avoir la moindre crainte.*

de passage du sang, s'annonce dès les premiers jours, et commence à la partie du membre la plus éloignée du cœur.

J'ai conclu de ce fait et de celui de M.ʳ COOPER, que la ligature de l'artère iliaque externe devoit être pratiquée de préférence à l'ouverture du sac, dans les cas d'anévrism au pli de l'aine ; et je ne me suis pas prononcé d'une manière affirmative ! En vérité ce n'est pas raisonner.

Mon assertion ne reposoit que sur le fait de M.ʳ COOPER, puisqu'on révoque en doute ceux d'ABERNETHY : maintenant « on ne peu » douter un instant que plusieurs faits on » démontré, d'une manière palpable, la pos » sibilité de conserver le membre inférieur » lorsque le passage du sang étoit suspendu » dans le tronc de l'artère crurale. » Comme cela est conséquent !

Il étoit indispensable de préciser ces faits de manière à faire voir dans quelle proportion ils se trouvent avec les faits contraires ; s'il ne sont pas plus nombreux, l'expérience n'a point encore prononcé.

La place qu'occupent dans mon mémoire les faits que j'ai cités, la manière dont ils sont présentés, ne laissent aucun doute sur l'intention dans laquelle je les ai rapportés. Ils ont pour but de confirmer les notions anatomiques sur le passage d'une quantité de sang suffisante pour nourrir le membre après l'oblitération de la crurale. Si ce but est atteint, ce qui n'est plus un sujet raisonnable de contestation, il est évident qu'ils ne pèchent pas contre l'analogie, puisqu'ils rendent encore plus assuré le succès de l'opération de M.ʳ COOPER, qui dépend entièrement de ce passage du sang.

J'ai dit que l'anatomie et la pathologie étoient d'accord pour dissiper jusqu'à la moindre crainte *sur la mortification*, par le défaut d'anastomose suffisante pour nourrir le membre inférieur, en cas d'oblitération de l'artère iliaque externe. Mais j'ai si peu dit que cette ligature, comme opération,

CE

*Ce n'est pas qu'il soit difficile de pénétrer dans le bassin, sans ouvrir le péritoine ; de découvrir l'artère iliaque externe, et d'en faire la ligature sans léser les branches qu'elle fournit près de l'arcade crurale ; de ménager la veine iliaque et les ganglions lymphatiques qui couvrent ces vaisseaux. On peut éviter tous ces écueils et arriver au but d'une manière satisfaisante, lorsqu'on a pour guides des connaissances anatomiques précises, de l'habitude, de la dextérité et du sang froid : qualités d'ailleurs indispensablement nécessaires et que l'on trouve rarement réunies.*

*Quoi qu'il en soit, cette opération ne peut être faite, même par les hommes les plus expérimentés, sans exposer le patient à quelques dangers, sans inspirer par conséquent quelques craintes.*

*Voilà d'abord une vérité de fait qu'on ne pourrait, sans le plus grand inconvénient, taire aux praticiens peu versés dans leur art, et quelquefois trop confians en eux-mêmes.*

**Non cuivis homini contingit adire Corinthum.**

*Lorsqu'on est peu habitué au manuel des grandes opérations, des opérations insolites et dont l'utilité n'est pas encore clairement démontrée, on ne doit point oublier qu'on s'expose, en voulant les pratiquer, à des tentatives souvent infructueuses, quelquefois meurtrières.*

*J'espère d'ailleurs bientôt parvenir à prouver que l'humanité aurait beaucoup plus à se plaindre de la prétendue découverte que de l'oubli dans lequel on la laisserait ;*

pouvoit être faite sans avoir la moindre crainte, que (*p.* 12, *l.* 16 *de mon mémoire*), après avoir passé en revue les obstacles que l'on auroit à surmonter en la pratiquant sur le vivant, j'ajoute :

« En écartant même ces premiers dangers, » une opération aussi grave, indépendam- » ment des suites si fréquentes de la ligature » des artères principales, suffiroit pour com- » promettre la vie du malade. » Quelle sincérité !

Voici maintenant de l'inconséquence. M.ʳ Miriel vient de me reprocher (à tort) d'avoir dit que la ligature de l'iliaque externe pouvoit être faite sans la moindre crainte, et il dit lui-même à présent : « Ce n'est pas qu'il soit » difficile de pénétrer dans le bassin, sans » ouvrir le péritoine, etc. etc. » Puis, plus bas, il revient sur les dangers du patient, sur les craintes de l'opérateur. M.ʳ Miriel confond les dangers du manuel opératoire avec ceux qui peuvent suivre la ligature d'une artère principale, comme il a confondu la mortification qui est l'effet inévitable du défaut de la circulation du sang, avec celle qui peut être produite par toute autre cause.

Au ton magistral de M.ʳ Miriel, ne diroit-on pas qu'il se croit un des doyens de la Faculté ?

On ne les pratique pas, ou si on les pratique, l'art ne peut être responsable des fautes de l'artiste.

A quelle découverte se rapporte l'adjectif *prétendue* ? A la ligature de l'artère iliaque

que, *pour remédier à un anévrisme de l'artère fémorale, la ligature de l'artère iliaque externe est une opération au moins inutile, et qu'il n'est peut-être pas de circonstance où l'on puisse faire une plus juste application de cette belle sentence du père de la médecine :*

Optima medicina interdùm est medicinam non facere.

« *IMPOSSIBILITÉ de porter une ligature* » *au-dessus de la tumeur.* » ( Page 1. )

*JE ne puis me dispenser de faire ( encore en passant ) une petite réflexion sur ce point : elle ne sera pas déplacée, attendu que la confusion dans les mots, ou leur interprétation vicieuse, mène la multitude ignorante à des conséquences dangereuses, et quelquefois entièrement opposées aux principes de la saine raison. Elle a d'ailleurs rapport à un point de doctrine qui intéresse essentiellement l'humanité.*

*OU nos praticiens les plus recommandables ( si leur langage a été celui qu'on leur prête ) ont commis une erreur de fait, qui pourrait éloigner beaucoup de Chirurgiens d'une opération qui, par elle-même, n'est réellement pas impraticable dans une circonstance que j'indiquerai par suite; ou l'Auteur a rendu d'une manière inexacte leur opinion : dans l'une et l'autre occurrence, il est utile d'éclaircir la question, puisqu'elle tend à détruire une méprise qui doit nécessairement avoir un plus ou moins grand nombre de partisans.*

externe ? mais elle n'est pas supposée. Aux modifications qui y ont été faites ? mais l'Auteur ne les révoque pas en doute, puisqu'il en réclame l'antériorité. Il y a faute, M.ʳ M., il y a faute.

Je ne puis résister plus long-temps au désir de donner au lecteur un échantillon du talent de M.ʳ M. pour soutenir le pour et le contre. Je vais, en conséquence, transcrire un passage du *petit* mémoire qu'il a déposé aux archives du Conseil de santé, le 9 Janvier 1810.

« Mais on n'est point téméraire quand on » peut réussir à enlever quelqu'un à une mort » certaine : il y auroit même, dans ce cas, de ». l'inhumanité à ne pas faire quelques tenta- » tives. On ne doit point oublier le fameux » précepte de CELSE, quoique l'application » en soit ici délicate et difficile :

» *Satiùs est anceps experiri remedium* » *quàm nullum.* »

Pensez-vous que ce rapprochement soit d'un effet sûr, M.ʳ MIRIEL ?

*Mène la multitude ignorante.* A quel titre M.ʳ MIRIEL affecte-t-il donc des airs de supériorité, excusables, tout au plus, dans un maître de l'art ?

Aucun praticien, avant M.ʳ COOPER, n'avoit eu l'idée de lier l'artère iliaque externe ( et si l'Auteur étoit de bonne foi, il avoueroit qu'il a été tout aussi étonné qu'un autre, lorsqu'il a appris que cette opération avoit été pratiquée ). Plusieurs cependant connoissoient les observations qui constatent que l'oblitération du tronc de la crurale n'empêche pas le membre abdominal de recevoir une quantité de sang suffisante pour le nourrir. Je ne citerai que DESAULT et SCARPA.

*Est-ce bien l'impossibilité de porter une ligature au-dessus de la tumeur, qui a donné lieu au pronostic fâcheux qu'on a porté sur cette maladie ?.... Non : il me semble que cette assertion est clairement démentie par l'expérience, et détruite par le raisonnement.*

*En effet, l'insufflation de l'air, d'un fluide, ou d'un gaz quelconque dans la carotide, dans l'une des divisions de la veine-porte ; la ligature de la veine-cave, des nerfs cardiaques, de l'aorte au-dessus de la naissance des iliaques ; la ligature des uretères, du nerf récurrent, du canal thorachique, etc., etc. : expériences souvent répétées sur les animaux vivans, dans l'intention d'éclaircir quelques points physiologiques encore obscurs, sont des opérations qui présentent au moins autant de difficultés, et qui exigent autant d'adresse que la ligature de l'artère iliaque externe. Ce n'est donc pas, à proprement parler, l'impossibilité de porter une ligature au-dessus de la tumeur, qui a fait considérer l'anévrisme, dont il est question, comme une maladie essentiellement mortelle ; mais bien plutôt l'impossibilité de le faire avec succès : chose bien différente et pour les conséquences et pour les résultats. Il me semble, du moins, qu'on ne peut interpréter leur opinion d'une manière différente.*

Convaincus tous les deux de cette vérité, le premier propose de lier l'artère au dessous de la tumeur, sans ouvrir le sac ; le second donne le conseil d'ouvrir le sac pour lier la crurale au dessus et au dessous de sa crevasse, dans les cas d'anévrisme au pli de l'aine. Ni l'un ni l'autre ne pense à la ligature de l'iliaque externe : on ne les accusera cependant pas, j'imagine, de manquer des connoissances et de la hardiesse nécessaires pour entreprendre cette opération, s'ils l'avoient jugée praticable. D'où il est raisonnable de conclure que c'est l'impossibilité ( *présumée jusqu'ici* ) de lier cette artère, et non la crainte de ne pas le faire avec succès, qui a déterminé les praticiens à ranger l'anévrisme inguinal au rang des maladies essentiellement mortelles. L'Auteur, en disant qu'*il lui semble* qu'on ne peut interpréter leur opinion d'une manière différente, ne prouve-t-il pas d'ailleurs qu'il a soufflé ses idées à ces praticiens, pour faire prendre faveur à ses visions ?

L'injection d'un fluide, docteur, et non pas l'*insufflation*.

Aussi la plupart de ces opérations ont-elles été jugées impraticables, jusqu'à ce qu'un Chirurgien plus éclairé et plus entreprenant eut démontré qu'elles n'étoient pas au dessus des ressources de la médecine opératoire.

*AU reste, c'est au lecteur impartial et judicieux à décider si mes méditations reposent, à cet égard, sur des idées justes.*

Je laisse aussi au lecteur judicieux et impartial à décider si ce raisonnement ne repose pas sur des idées plus justes que les profondes *méditations* de M.ʳ Miriel.

(Ici, l'Auteur a donné la copie de la première partie de mon mémoire; j'y renvoie le lecteur.)

*TELLES sont les considérations anatomico-pathologiques dans le détail desquelles l'Auteur est entré pour démontrer la possibilité d'alimenter le membre inférieur, en cas d'oblitération au-dessus de la naissance de l'artère profonde.*

*CE chapitre exige un commentaire un peu étendu.*

Le long commentaire de M.ʳ M. se réduit à deux objections.

Première Objection.

Les artères épigastrique et iliaque coronaire sont perdues pour la nourriture du membre.

*IL est certain, 1.º qu'à l'aide des communications nombreuses qui existent entre la mammaire interne, les thorachiques, les intercostales et l'épigastrique; entre les lombaires, les intercostales inférieures et l'iliaque antérieure ou coronaire, une quantité prodigieuse de sang peut être facilement déposée, par l'épigastrique et l'iliaque antérieure ou coronaire, dans le tronc de l'artère fémorale, lorsque le cours du sang est intercepté, même entièrement, dans l'artère iliaque externe;*

*2.º QUE les anastomoses plus multipliées encore qui existent entre l'hypogastrique et la fémorale profonde ou petite crurale, établissent une communication, pour ainsi dire, directe entre les artères du bassin et celles de la cuisse;*

*3.º QUE, par la disposition de ces deux ordres de vaisseaux, l'artère iliaque externe pourrait être complètement oblitérée, sans que le membre cessât de recevoir le sang qui lui est nécessaire pour conserver la chaleur et la vie : circonstances d'après lesquelles on peut affirmer, en thèse générale, que l'artère iliaque externe n'est pas rigoureusement nécessaire à la circulation du membre. Ainsi, un anévrisme qui se trouverait placé à une distance assez grande de l'épigastrique et de l'iliaque antérieure ou coronaire, pour permettre d'interposer une ligature entre ces vaisseaux et la tu-*

*meur anévrismale, se trouverait dans la classe de ceux qui, par rapport aux distributions artérielles, offrent le plus grand espoir de guérison. SCARPA, par des détails qui ne laissent rien à désirer, a mis cette vérité en évidence; mais il me semble que M.<sup>r</sup> DELAPORTE, en voulant faire servir les mêmes considérations anatomiques à prouver la possibilité d'entretenir la vie de l'extrémité inférieure, au cas d'oblitération au-dessus de la naissance de l'artère profonde, n'a pas fait une juste application de ses connaissances en anatomie physiologique.*

*EN EFFET, si l'artère fémorale est oblitérée, les relations de la profonde ou petite crurale, avec les branches de l'hypogastrique, seules, peuvent empêcher la vie de s'éteindre dans le membre inférieur. L'épigastrique et l'iliaque antérieure ou coronaire, naissant de l'iliaque externe, au-dessus enfin de la fémorale, si cette dernière est oblitérée, il est physiquement impossible qu'elle puisse recevoir et transmettre dans ses divisions le sang de l'épigastrique et de l'iliaque antérieure ou coronaire.*

*LES ressources de ces deux dernières artères ne peuvent donc servir utilement au membre, que quand l'artère fémorale est libre, et point du tout quand elle est oblitérée.*

*CEPENDANT l'on pourrait m'objecter ici que mes conclusions, relativement à l'inutilité de l'épigastrique, dans le cas d'oblitération de la fémorale, sont un peu rigoureuses, attendu que l'épigastrique donne quelquefois naissance à l'obturatrice, et que, quand cela n'arrive pas, ce qui est le plus ordinaire, elle a avec cette artère quelques relations par un petit rameau qui plonge dans le bassin, en passant au-dessus du pubis; que l'épigastrique, lors même que la fémorale est oblitérée, peut par conséquent contribuer à fournir une certaine quantité de sang à l'artère circonflexe interne, branche de la petite crurale qui a des communications intimes avec l'obturatrice.*

*MAIS M.<sup>r</sup> DELAPORTE n'étant point*

Eh! qu'importe, si ces relations suffisent? L'essentiel n'est pas que le sang arrive par telle ou telle artère, mais qu'il arrive en quantité convenable; et M.<sup>r</sup> MIRIEL est si convaincu que l'oblitération du tronc de la fémorale n'empêche pas la cuisse de recevoir tout le sang nécessaire à sa nourriture, qu'il a dit (*page 8*) :

« On ne peut douter un instant que plu-
» sieurs faits n'aient démontré, d'une ma-
» nière palpable, la possibilité de conserver
» le membre inférieur, lorsque le passage
» du sang était suspendu dans le tronc de
» l'artère crurale. »

Au reste, il le nieroit maintenant, que la chose n'en seroit pas moins exacte; c'est une des vérités mises hors de doute par SCARPA.

Je pourrois, par conséquent, poser en principe que les artères épigastrique et iliaque coronaire ne sont même pas utiles à l'entretien de la circulation dans l'extrémité inférieure; mais, pour ne pas m'exposer au reproche de trancher le nœud faute de pouvoir le dénouer, et un peu aussi pour convaincre M.<sup>r</sup> le docteur MIRIEL que, dans l'occasion, je sais faire une juste application de mes connoissances en anatomie physiologique, je vais lui apprendre que, si les ressources de ces deux artères peuvent servir utilement au membre lorsque la fémorale est libre, elles ne sont pas perdues quand cette artère est oblitérée.

Examinons d'abord ce qui se passe dans la

*entré dans ces petits détails, a témoigné par son silence, qu'il ne compte pas sur des ressources aussi faibles et aussi incertaines, et je crois qu'il a eu raison.*

*Il ne faut pas, en effet, pousser les conjectures au point d'affirmer que d'aussi petits rameaux puissent être considérés comme preuve suffisante des précautions prises par la nature prévoyante et sage, pour parer aux inconvéniens qui peuvent résulter de la suspension du cours du sang, lorsque l'ordre primitivement établi par elle vient à être tout-à-coup interverti. Malgré le consensus qui existe entre toutes les parties du corps, malgré l'espèce d'unité que forment toutes les parties du système artériel, il ne faut pas croire que quelques ramifications déliées puissent, quel que soit leur nombre, remplacer constamment un très-gros tronc. Quoiqu'on ait dit que le corps est un véritable cercle vasculaire, on ne doit point oublier que chaque vaisseau a, en dernière analyse, une destination pour ainsi dire particulière ; que la nature a proportionné le nombre et le calibre des artères à l'étendue des surfaces où elles se distribuent, et à l'importance des fonctions qu'exécutent les différens organes ; que cette force, qui préside au maintien de l'harmonie des fonctions, est sans cesse employée à puiser dans le sang, des molécules dont la destination est de vivifier, de nourrir et d'accroître ; que toutes les parties du corps ayant également besoin de réparer les pertes continuelles qu'entraîne le mouvement vital, chaque organe, chaque système d'organe s'empare d'abord de ce qui lui est indispensablement nécessaire pour exécuter et remplir ses fonctions ; il épuise, il absorbe presque tout le fluide qui l'arrose.*

*Ces fines anastomoses, qui ne sont que des voies incertaines, indirectes, dans lesquelles la circulation suit un ordre renversé, n'ont donc à céder aux parties accidentellement privées de l'influence du fluide vivifiant, que ce qui est en quelque sorte surabondant.*

circulation au dessous et au dessus de l'anévrisme inguinal, immédiatement après la ligature de l'iliaque externe.

Au dessous, comme dans tous les anévrismes circonscrits, le sang fluide contenu dans la tumeur s'échappe dans la partie inférieure de l'arbre artériel ; la poche anévrismale distendue revient sur elle-même et applique les caillots qu'elle renferme sur la crevasse de l'artère, de manière à exercer une compression assez exacte et assez forte pour s'opposer au passage du sang rapporté par les collatérales : d'où dureté et diminution de la tumeur.

Au dessus, le sang n'arrivant plus par le tronc principal à l'épigastrique et à l'iliaque coronaire, ces artères le reçoivent de la mammaire interne, de l'iléo lombaire, etc. Ces dernières, plus grosses et plus voisines du cœur, dirigent constamment le sang vers l'origine des premières qui le versent entre la ligature et la tumeur. Mais arrivé là, il trouve un obstacle insurmontable dans la résistance que lui opposent les caillots. Toujours pressé par la colonne plus forte fournie par la mammaire interne et l'iléo lombaire et constamment arrêté à la tumeur par la masse des caillots, le sang doit enfin dilater et bientôt rupturer ces vaisseaux, ou s'échapper par quelques communications. Si M.<sup>r</sup> M ne démontre pas que la distension et la rupture aient lieu, et cela lui est défendu, il faudra bien qu'il convienne que le sang trouve un passage. Il n'ose pas nier entièrement les rapports de l'épigastrique avec les artères du bassin ; mais il avance (de sa seule autorité, il est vrai) que ces rapports sont trop insuffisans. M.<sup>r</sup> M. trouve plus simple de circonscrire, dans les bornes de son intelligence, les ressources de la nature, que d'avouer qu'il ne les connoît pas : je renvoie, pour le complément de son instruction sur ce point, à un homme dont il ne contestera pas la capacité en anatomie, à M.<sup>r</sup> *Duret*. (*Voyez la déclaration, pièce N.° 2.*)

*D'APRÈS ces considérations, je me crois autorisé à penser que mes conclusions ne sont point outrées, en disant que l'iliaque antérieure ou coronaire, et l'épigastrique sont nulles pour le membre, lorsque la fémorale est oblitérée, et qu'une assertion contraire a au moins l'inconvénient d'induire en erreur ceux qui ne raisonnent que d'après l'opinion d'autrui.*

*MAIS ce n'est pas assez de démontrer la nullité de ces deux artères, pour entretenir la vie du membre, lorsque l'artère fémorale est oblitérée ; il faut faire plus : il faut prouver que leur disposition doit non seulement être nuisible au succès de la cure qu'on se propose d'obtenir, lorsque, pour un anévrisme de la fémorale, on veut employer la ligature de l'artère iliaque externe ; mais même que cette disposition doit être mise au rang des circonstances éminemment contre-indicatives de l'opération susdite.*

*ET, en effet, il n'y a entre l'artère épigastrique, l'iliaque antérieure et la petite crurale qu'un trajet de dix à vingt-quatre lignes : très-rarement on trouve cette dernière dimension. La distance qui sépare ces vaisseaux est représentée par ce qu'on nomme le tronc de l'artère fémorale. Un anévrisme, pour peu qu'il soit ancien, est toujours accompagné d'une déchirure plus ou moins considérable, plus ou moins étendue du tube artériel.*

*JE suppose cette déchirure au milieu de l'espace, compris entre la fémorale profonde et l'épigastrique : c'est là position la plus avantageuse au système que je combats. Qu'en résulte-t-il ? c'est que l'embouchure des différens vaisseaux sur lesquels on doit compter pour alimenter la cuisse, ne se trouve qu'à quelques lignes du désordre auquel il est de nécessité absolue de remédier, si l'on veut guérir. La petite crurale, l'épigastrique et l'iliaque coronaire sont sur les bords de l'ouverture anévrismale. Par leur réunion au sac, elles forment une espèce de confluent.*

*JE demande maintenant. Quel est le but*

Conclusions dignes de l'exorde.

### SECONDE OBJECTION.

Le sang apporté dans le tronc de l'artère crurale par les anastomoses de la mammaire interne et de l'iléo lombaire avec l'épigastrique et l'iliaque coronaire, ne cesse pas d'alimenter la tumeur.

SCARPA, dans ses Réflexions et Observations anatomico-chirurgicales sur l'anévrisme, *pag. 241, lig. 14* de la traduction de DELPECH, dit :

« Si le tronc d'une artère vient à être lié à
» une grande distance au dessus de l'ané-
» vrisme, la colonne de sang qui fait effort
» pour passer de quelqu'une des branches
» anastomotiques dans ce même tronc, au
» dessous de la ligature, et de là dans le
» sac anévrismal, n'a jamais assez de force
» pour distendre ce sac et vaincre la résis-
» tance qu'il éprouve de la part de la masse
» du sang coagulé que cette poche renferme.
» De là la stagnation momentanée de cette
» colonne de sang fluide dans le vaisseau
» qui le contient, et puis sa dérivation dans
» les anastomoses inférieures, par où il
» abandonne entièrement le tronc principal
» qui continue à se resserrer, et s'oblitère
» entièrement jusqu'à la base de l'anévrisme
» inclusivement. Par-tout où le sang ren-
» contre un obstacle à son passage, il l'évite
» pourvu qu'il trouve un chemin plus facile,
» et il suit en cela la loi de ce qu'on ap-
» pelle dérivation. »

M.ʳ MIRIEL doute si peu de la vérité de l'assertion du célèbre professeur de Pavie, qu'il l'a consignée, en ces termes, dans le *petit* mémoire déposé aux archives du Conseil de santé, six jours après l'opération :

*auquel doivent tendre , et où tendent en effet les différens moyens que l'art dirige contre les anévrismes ?*

*I L est évident que le but de l'art est de s'opposer au passage du sang dans la tumeur anévrismale , parce que c'est le seul moyen d'obtenir l'oblitération complète de l'artère au-dessus et au-dessous du lieu où elle est déchirée ; condition sans laquelle point de guérison.*

*O R , la ligature de l'artère iliaque externe peut-elle empêcher le sang de passer dans l'artère fémorale ? . . .*

*Non , puisqu'il est anatomiquement démontré que l'épigastrique et l'iliaque antérieure ou coronaire, qui se trouvent au-dessous de la ligature , ont des communications intimes avec les artères mammaires internes, thorachiques, intercostales et lombaires ; et que le sang qu'elles reçoivent par cette voie indirecte , est de toute nécessité transmis dans la fémorale où est leur embouchure , et où il serait nécessaire pour le succès de l'entreprise qu'il n'en passât pas du tout. Dans cet état de choses , peut-on compter sur l'oblitération de l'artère ?....*

« Il n'est point survenu d'accidents , et tou
» annonce une guérison certaine. »

Si le sang avoit passé dans la tumeur c'étoit un événement trop remarquable pou échapper à l'attention de tous ceux qui envi ronnoient journellement le malade , et u accident d'autant plus grave qu'il ne laisso aucun espoir de guérison par le nouvea procédé. Cependant M.ʳ MIRIEL lui-mêm regardoit encore la cure comme certain à une époque à laquelle il eût été impossibl de méconnoître cette disposition. J'observ de plus , que , si jamais circonstance dû être favorable à l'opinion *actuelle* de l'Au teur , c'étoit celle dans laquelle se trouvo P. CLECK. La rupture de l'artère avoit mi son bout supérieur de niveau avec l'arcad crurale , et de là à l'origine de l'iliaque coro naire et de l'épigastrique il n'y a pas loin Cependant à peine le vaisseau fut-il com primé que toute pulsation cessa dans l tumeur , qu'elle diminua de volume et offri une dureté très-remarquable. Si M.ʳ MIRIEL qui voudroit faire croire qu'il n'a pas eu con noissance de toutes ces circonstances , refus de s'en rapporter à mon témoignage , je lu offre encore une fois ( et ce ne sera pas l dernière ) celui de M.ʳ DURET : il peut voi *la déclaration ( pièce N.° 2 ).* Quel démo peut donc avoir poussé M.ʳ M. à se mettr en contradiction avec les connoissances le plus authentiques , avec ce qu'il a vu , di et écrit ?

Oui , puisque la pathologie démontre au jourd'hui que le sang rapporté dans le vais seau principal par les collatérales , trouve dans la résistance que lui oppose la mass des caillots contenus dans la poche anévris male , un obstacle insurmontable à son entré dans la tumeur ; et que c'est dans la tumeur et non dans la portion de l'artère compris entre la ligature et la tumeur , « qu'il est d
» toute nécessité , pour le succès de l'entre
» prise , que le sang , transmis par cette voi
» indirecte , ne passe pas du tout. »

*Non*

*Non , puisque l'anévrisme de la fémorale , loin de recevoir du sang , est transformé en une cavité intermédiaire formant une espèce d'entrepôt nécessaire à la circulation du membre.*

*Les dispositions respectives de l'anévrisme et des vaisseaux susceptibles d'alimenter la cuisse , sont donc des circonstances éminemment contre-indicatives de l'opération , qui consiste à lier l'artère iliaque externe dans le cas d'anévrisme de l'artère fémorale.*

*Mais l'Auteur du mémoire , voulant donner à son système une force qu'il croit inébranlable , va puiser dans l'anatomie pathologique de nouveaux points d'appui.*

*Voyons si , comme il le dit pag. 5 , l'observation est d'accord ici avec les notions anatomiques.*

« *Gavina , Guattani , Clarck , » Mayer , citent des anévrismes au pli » de l'aine , guéris sans que la circulation » ait cessé dans le membre. Le docteur » Baillie , médecin de l'hôpital Saint-» Georges à Londres , a trouvé , sur le » cadavre d'un adulte , la fémorale obli-» térée avant sa division , sans que la » cuisse eût souffert , etc. »*

*Il est certain que Guattani est parvenu , à l'aide du point d'appui qu'offre la branche horisontale du pubis , à oblitérer , par la compression , l'artère fémorale commune , après l'avoir mise à nu , par une longue incision , sur la personne d'un nommé Félix Morel , atteint d'un anévrisme inguinal. L'hémorragie fut foudroyante : on estime à douze livres , le poids du sang*

Oui , puisque l'expérience démontre aussi , et M.ʳ M. ne devroit pas l'ignorer davantage , que tout anévrisme , « loin de recevoir du sang , » ou , ce qui est la même chose , qui ne reçoit plus de sang , au lieu d'être « *transformé* en une cavité intermédiaire » *formant* une espèce d'entrepôt nécessaire » à la circulation du membre , » diminue progressivement de volume par l'absorption de ces mêmes caillots , et s'oblitère si complétement qu'il n'offre , après un certain laps de temps , qu'un noyau dur et compact.

« *La transformation de l'anévrisme de la » fémorale , loin de recevoir du sang , en » une cavité intermédiaire formant une » espèce d'entrepôt nécessaire à la circula-» tion du membre* » , étant en contradiction avec la saine théorie et avec les faits , M.ʳ M. a donc encore une fois avancé une..... Le mot propre alloit m'échapper.

Le docteur M. après avoir interprété , suivant ses vues , l'opinion des praticiens sur l'impossibilité de faire la ligature de l'artère iliaque externe , trouve tout naturel d'interpréter aussi l'intention dans laquelle j'ai cité les observations de Guattani , Gavina , Clarck , etc. , et comme il lui importe de me trouver en défaut , il avance ( *page 19* ) que je ne fais aucune différence entre la manière d'agir de la nature et celle de l'art , dans l'oblitération de la crurale , quoiqu'il n'y ait pas l'ombre de similitude dans leur marche respective pour arriver à cette oblitération.

Il n'y a qu'une petite difficulté , c'est qu'il n'y a pas un mot de cela dans mon mémoire , dont la première partie est entièrement consacrée aux détails anatomiques. Les notions fournies par l'anatomie descriptive garantissoient déjà le passage d'une quantité de sang suffisante pour dissiper toute crainte sur la mortification qui pourroit résulter du défaut de la circulation au dessous de l'oblitération de l'artère ; mais ces notions acquéroient un degré de conviction irrésistible , si la pathologie venoit les confirmer. J'ai cité

qu'il perdît dans l'opération : il n'en est cependant résulté qu'une légère claudication.

On ne peut s'empêcher d'admirer une entreprise aussi hardie que celle de *Guattani*, quoiqu'elle ait exposé le malade aux plus grands dangers.

*Gavina* raconte qu'un cuisinier âgé de 40 ans portait, dans l'aine gauche, un anévrisme plus gros que le poing. La gangrène s'en empare, oblitère l'artère fémorale, détruit le sac : les escarres se détachent, et la cicatrice était commencée lorsque le malade mourut. La circulation s'était conservée dans le membre, et cet homme n'est mort que d'épuisement.

*Clarck* parle aussi d'un anévrisme dont la gangrène s'est emparée. La tumeur s'ouvre, il n'en sort point de sang ; la gangrène se borne, les escarres tombent, la circulation se conserve ; et la cicatrice était avancée, lorsque le malade est atteint d'une fluxion de poitrine à laquelle il succombe.

*Mayer* rapporte qu'il fut appelé par un paysan qui portait dans l'aine depuis trois ans, une tumeur survenue à la suite d'un effort pour soulever un poids considérable. Cette tumeur étant placée dans le lieu ordinaire de la hernie crurale ; *Mayer* la crut telle. Ne pouvant en faire la réduction, il engagea le malade à se soumettre à l'opération, comme le seul moyen de le sauver. A peine eut-il ouvert l'aponévrose fascialata, que le sang sortit avec force ; reconnaissant à ce seul signe et à de vraies pulsations, une tumeur anévrismale, il mit des bornes à ses tentatives, couvrit la tumeur avec une compresse qu'il soutint par un bandage serré. Au bout de quelques semaines, le malade put se livrer à ses travaux.

*Tous* ces faits sont extraits de *Scarpa*, où ils sont plus amplement détaillés. Mais, en résultat, que prouvent ces observations intéressantes et rares ? . . . . . Elles prouvent que l'oblitération du tronc de la fémorale peut avoir lieu sans entraîner la perte du membre : elles ne prouvent nulle autre chose.

des faits dont M.ʳ M. a avoué lui-même l'authenticité. Or la place que ces faits occupent dans mon mémoire, les conclusions que j'en ai tirées, tendent à démontrer que je n'ai pu avoir d'autre but, en les y insérant que de prouver jusqu'à la dernière évidence la possibilité de conserver la vie dans le membre inférieur, après la ligature faite au dessus de la division de la crurale. D'ailleurs la supposition de M.ʳ M. est d'autant plus gratuite, que le titre de la seconde partie de mon mémoire porte : « de confirmer par une nouvelle observation, celle de M.ʳ Cooper, » et que nulle part dans cette seconde partie je n'établis d'analogie entre le fait de ce praticien et ceux déjà cités. Que de peines M.ʳ M. se donne pour avoir toujours tort !

Mais entre l'artère fémorale oblitérée par des moyens directs, et l'artère fémorale ouverte, déchirée, et que l'art cherche à oblitérer en faisant la ligature de l'artère iliaque externe, il n'y a nulle parité à établir ; ou plutôt, quelle dissemblance n'existe-t-il pas entre les résultats obtenus par les seules forces de la nature, et le résultat à obtenir par le moyen proposé ? .... Les moyens de guérison présentent-ils dans leur manière d'agir quelque similitude ? Aucune. L'oblitération produite par la nature se conçoit aisément, en ce que le travail nécessaire pour y parvenir se fait avec lenteur, avec ménagement, quelquefois d'une manière imperceptible. L'art, au contraire, ne peut parvenir à l'oblitération que par des moyens plus ou moins violens, par des divisions, des pressions, des dilacérations plus ou moins étendues, et exercées dans des lieux où toutes les parties sont disposées, au premier signal, à réagir avec force contre tout ce qui les irrite Mais ce qui est bien plus admirable, et ce qu'on ne doit pas perdre de vue ( car c'est le point capital ), c'est que la nature, dans les cures qu'elle accomplit spontanément, et par ses seuls soins, dirige spécialement ses moyens de guérison, d'abord sur l'origine du mal. Elle transforme en un cordon ligamenteux un tube originairement destiné à donner passage au sang ; mais qui, à cause du désordre dont il est atteint, ne peut, sans le plus grand danger, continuer à remplir les mêmes fonctions. L'art peut-il, le demande, parvenir au même but, dans le cas dont il s'agit ? Est-il possible que, malgré la quantité considérable de sang que peuvent fournir l'épigastrique et l'iliaque antérieure ou coronaire, l'art parvienne, en faisant la ligature de l'artère iliaque externe, à oblitérer le tronc de la fémorale : oblitération qui est de nécessité absolue, et sans laquelle on aura exposé le malade à l'incertitude d'une opération très-douloureuse et très-grave ?

LES observations de GUATTANI, de CLARCK, de MAYER, de BAILLIE, celles

*de* Cooper *même , ne déposent nullement
en faveur de la ligature de l'artère iliaque
externe ; elles ne tendent pas à insinuer qu'on
puisse parvenir à oblitérer la fémorale en
plaçant des ligatures à un pouce au-dessus
de l'épigastrique.*

*Cherchons , au reste , quelque chose
qui puisse conduire à une solution satisfaisante de ce problême dans* Scarpa *, auteur que M.<sup>r</sup>* Delaporte *se plaît avec
raison à citer , et où il a puisé une partie
de ses détails.*

*« L'oblitération de la cavité d'une
» artère liée ne se borne pas seulement au
» point compris dans la ligature , et où l'in-
» flammation adhésive a été excitée ; mais
» cette dernière étant déjà dissipée , et la
» cohésion des parois opposées de l'artère ,
» tenues rapprochées , étant accompli , l'o-
» blitération s'étend encore successivement
» au-dessous de la ligature , et jusqu'au
» siége d'une grande anastomose. Ce n'est
» pas , à proprement parler , une faculté
» exclusive des artères : elles la partagent
» avec tous les autres conduits du corps
» animé qui ont , comme elles , une ten-
» dance naturelle au resserrement : tendance
» à laquelle ils se livrent , aussitôt que les
» fluides qu'ils avaient coutume d'admettre
» cessent de les parcourir. »* ( Pages 240
et 241. )

*Mais l'épigastrique et l'iliaque coro-
naire ne forment-elles pas une grande anastomose ? Lorsque l'artère iliaque externe est
liée , le sang peut-il cesser de les parcourir ?
L'Auteur a lui-même prouvé le contraire.
La quantité considérable de sang que ces
deux artères peuvent verser dans l'artère
fémorale n'est-elle pas plus que suffisante
pour en empêcher l'oblitération ? Si , dans
le cas d'anévrisme poplité , opéré par le
procédé de* Hunter *, le sang qui parcourt
les articulaires inférieures suffit pour entretenir la liberté de leur cavité , ainsi que
l'expérience l'a constamment démontré ; si ,
ce qui est bien plus fort , les articulaires su-*

Si M.<sup>r</sup> M. avoit voulu continuer la lecture
de la page 241 de Scarpa , il auroit vu
que , dans tous les anévrismes circonscrits
le sang apporté par les collatérales est constamment arrêté à la tumeur par la résistance
que lui oppose la masse des caillots qui y
sont renfermés , et il se seroit dispensé de tou
le verbiage qu'il nous débite à ce sujet. Je le
renvoie donc à l'Auteur même , s'il n'aime
mieux lire plus haut l'extrait que j'ai donné
de ce passage.

Les observations qui constatent que l
poplitée s'oblitère , lors même que les art

*périeures elles-mêmes ne s'oblitèrent pas toujours; si elles conservent souvent leur calibre, pourquoi le même phénomène n'aurait-il pas lieu pour l'iliaque antérieure ou coronaire et l'épigastrique, dont le volume est plus considérable, et qui ont des rapports avec des vaisseaux plus rapprochés du centre circulatoire, où la circulation est par conséquent plus active, où le cours du sang est plus rapide, où l'influence énergique du cœur se fait enfin sentir avec plus de force?....*

*OR, comme l'oblitération au-dessus et au-dessous de la dilacération de l'artère est l'indication unique à remplir; comme on ne peut sans cela compter sur une cure radicale, je pense et je crois pouvoir affirmer, jusqu'à ce que des faits positifs aient clairement démontré le contraire, que l'espèce de confluent que forment l'épigastrique, l'iliaque coronaire et la petite crurale, s'opposera victorieusement à ce que l'art remplisse son but par la ligature de l'artère iliaque externe, et que les moyens thérapeutiques doivent être dirigés sur le mal même.*

*CEPENDANT je suppose que cette oblitération ait lieu malgré l'obstacle, je dirais presque invincible, apporté par le sang que fourniront l'épigastrique et l'iliaque coronaire : les inductions que M.ʳ DELAPORTE tire de la disposition des vaisseaux et des résultats de la ligature n'en seraient pas moins contradictoires et fausses, même en envisageant les choses sous le point de vue le plus avantageux.*

*EN EFFET, ou la ligature n'oblitérera l'artère iliaque externe que jusqu'à l'endroit où l'artère épigastrique et l'iliaque antérieure prennent naissance, ou l'oblitération*

culaires supérieures conservent leur calibre, sont si nombreuses aujourd'hui ( *Voyez les ouvrages de* DESCHAMPS, PELLETAN, HUNTER, SCARPA ), qu'elles ne peuvent plus être considérées comme des événements rares ou comme de simples accidents ; et le jet de sang fourni par l'épigastrique et l'iliaque coronaire, ne diffère pas assez, en volume et en force, de celui rapporté par les articulaires supérieures, pour que le même phénomène n'ait pas lieu à l'artère fémorale commune.

Mais, M.ʳ M., le confluent qui résulteroit de la rencontre du sang fourni par l'épigastrique et l'iliaque coronaire, au dessus de la tumeur, avec celui qui est rapporté au dessous par la fémorale profonde, ne peut avoir lieu, à raison de l'obstacle invincible que les caillots renfermés dans la poche anévrismale mettent à l'entrée de ce fluide, dont la colonne supérieure dérive par les communications de l'épigastrique avec les artères du bassin, et la colonne inférieure par les anastomoses de la fémorale profonde avec la fémorale superficielle et la poplitée. Je reviendrai sur ce point, et je le traiterai avec plus d'extension en temps et lieu.

Vous diriez encore mal.

Il n'y a de faux dans tout cela que le jugement de M.ʳ M.

La ligature n'oblitérera, en effet, l'artère iliaque externe que jusques à l'endroit où l'épigastrique et l'iliaque coronaire prennent naissance, puisque l'oblitération s'étend tou-

*dépassera ces vaisseaux , et ira s'étendre jusque près de la profonde ou petite crurale.*

*DANS le premier cas , l'opération devient au moins nulle , puisque , pour une guérison complète , il est indispensablement nécessaire que la cavité artérielle se réduise au-dessus et au-dessous du lieu où est la déchirure , en un corps solide , ligamenteux et imperméable.*

*DANS le second cas , c'est-à-dire dans la supposition où l'artère subira la transformation ci-dessus indiquée , l'Auteur avouera sans doute qu'une partie des détails anatomiques qu'il donne pour étayer son système , n'ont nulle espèce de valeur , et qu'il était au moins inutile d'en faire mention.*

*POUR ce qui est relatif à ce point de doctrine , l'Auteur n'a donc pas fait de justes applications. On pourrait même dire qu'on trouve dans ses propres expressions les preuves d'une contradiction non équivoque ; qu'en réunissant sous un seul et même point de vue des opinions disparates , pour les asservir à son système , il a émis et rejeté tout à la fois la même proposition.*

*EXAMINONS maintenant en faveur de quelle opinion l'histoire de Pierre CLECK peut faire pencher la balance.*

*J'AVAIS d'abord songé à décrire avec détail , exactitude et sévère impartialité , les phénomènes de la maladie de Pierre CLECK, tels qu'ils se sont offerts à mon esprit ; à les mettre en parallèle avec ceux observés par M.' DELAPORTE , afin de laisser au lecteur la faculté d'asseoir son jugement sur ces deux bases. Mais il y a des choses qui ont tant d'affinité avec notre imagination !... L'homme est si disposé à embellir ce qui flatte ses sens ou ce qui l'intéresse ! ... On regarderait peut-être comme exagération ou mensonge la plus exacte vérité ! ... Ainsi donc , pour éviter un soupçon aussi injurieux , je vais suivre le plan adopté pour la*

jours au dessus et au dessous de la ligature jusqu'au siége d'une grande anastomose , e que ces deux artères forment une assez grande anastomose pour empêcher l'oblitération d'aller plus loin. Mais encore une fois les caillots contenus dans l'anévrisme de la fémorale commune faisant l'office des ligatures placées au dessus et au dessous de la crevasse , il en résultera que le tronc de cette artère s'oblitérera aussi jusqu'à l'iliaque coronaire en haut , et en bas jusques à sa division en fémorales superficielle et profonde. D'où il résulte que les détails anatomiques dans lesquels je suis entré , ne manquent de valeur et d'utilité que pour ceux qui ne sont pas en état d'en faire l'application ; et lorsque M.' M. y aura porté assez d'attention pour les comprendre , il verra que , « pour ce qui est relatif à ce point de doctrine , j'ai fait de *justes* applications ; qu'on ne trouve pas dans mes expressions *les preuves* d'une contradiction non équivoque ; que je n'ai pas *réuni* sous un même point de vue *des opinions disparates* ; enfin , que je n'ai *émis* qu'*une seule et même proposition* » , aussi conséquente que les siennes le sont peu.

J'ose assurer que cet examen sera encore plus défavorable à M.' M. Car , s'il n'est pas donné à tout le monde de raisonner conséquemment , il n'est permis à personne de dénaturer les faits , surtout quand on en a été témoin.

L'exactitude , la sévère impartialité de M.' M. sont à faire mourir de rire.

*première partie. Je discuterai ce que le mé-moire me semble avoir d'obscur, d'inexact et de douteux relativement au fait.*

*D'ABORD l'Auteur a-t-il réellement cor-rigé ou modifié le procédé de COOPER ? Pour résoudre cette question, je suis obligé de consulter un petit travail que M.ʳ DELA-PORTE connaissait avant de commencer le sien, et où il a puisé presque mot à mot une grande partie des pages 10 et 11 de son mé-moire.*

J'ai déjà prouvé que je ne connoissois du travail de M.ʳ M. que les notes relatives aux pages 10 et 11 de mon mémoire : voyez ( *pages 4 et 5* ) les motifs qui m'ont déter-miné à en faire usage.

## *VOICI LE FAIT.*

( Je ne puis me dispenser de mettre sous les yeux du lecteur les deux versions de M.ʳ M. sur ce fait. Celle du 9 Janvier 1810 est extraite d'un Rapport fait au Conseil de santé, et certifiée par MM. DURET, DUBRUEUIL et GESNOUIN. )

### VERSION de 1812.

*LE 9 août 1809, M. MAGADO, alors l'un des chirurgiens employés à l'hôpital du Bagne, présenta aux membres du conseil de salubrité navale un nommé Pierre CLECK, garde-chiourme, âgé de 60 ans. Cet homme portait au pli de l'aine du côté gauche, une tumeur qui avait commencé à paraître spon-tanément et sans cause connue, il y avait en-viron trois mois. Dans le principe elle était, dit-il, grosse comme une fève ; bientôt, et par gradations, elle acquit un volume assez con-sidérable. Réduit à l'impossibilité de conti-nuer son pénible service, il demanda à en-trer à l'hôpital ; il y fut admis le 11 août 1809.*

*LA maladie ne fut point difficile à recon-naître : tumeur molle, circonscrite, de forme ovalaire, située dans le trajet de la crurale, présentant, dans toute son étendue, des bat-temens isochrones à ceux du pouls, sensibles à la vue, et imprimant un mouvement remar-quable de locomotion ; point de douleurs, couleur naturelle de la peau, lenteur dans le développement, liberté presque entière des mouvemens du membre : elle réunissait enfin tous les signes qui caractérisent un anévrisme.*

*CETTE tumeur volumineuse formait au-dessus de l'arcade crurale une saillie d'un pouce au moins ; son grand diamètre était*

### VERSION de 1810.

« Les anévrismes de l'artère crurale avaient été regardés, par les praticiens les plus cé-lèbres, comme des maladies essentiellement mortelles. M.ʳ COOPER, chirurgien de Lon-dres, voit un infortuné sur le point de périr de cette maladie. Il lui ouvre la paroi anté-rieure de l'abdomen, au-dessus du ligament de Fallope, découvre l'artère iliaque externe, en fait la ligature, et le malade guérit. Cette cure est annoncée en France par M.ʳ DUBOIS, médecin, qui arrivait de Londres et avait vu le malade bien portant. Malgré ce témoi-gnage en faveur de l'opération, M.ʳ DUBOIS, médecin distingué de la capitale, dit, dans un exposé sur l'état de la science en Angle-terre, publié dans les journaux des mois derniers, qu'on est moins étonné du succès de l'opération que de la hardiesse de l'entre-prise. Mais on n'est point téméraire quand on peut réussir à enlever quelqu'un à une mort certaine ; il y aurait même, dans ce cas, de l'inhumanité à ne pas faire quelques ten-tatives. On ne doit point oublier le fameux précepte de CELSE, quoique l'application en soit, ici, délicate et difficile :

» *Satiùs est anceps experiri remedium quàm nullum.*

» Ce fut dans cette intention qu'on com-

*de six pouces ; il suivait la direction de l'artère. Son autre diamètre n'en avait que cinq, et suivait la direction du ligament de fallope. Les vaisseaux et les ganglions lymphatiques étaient si fortement comprimés, qu'un engorgement œdémateux considérable s'était emparé du membre, et établissait une différence de trois pouces et demi dans la circonférence de chaque cuisse.*

*LA nature, la situation, le volume de la tumeur, l'impossibilité d'exercer sur le pubis la compression nécessaire pour arrêter le sang, furent les motifs qui déterminèrent M. DURET, chirurgien en chef, à regarder cette maladie comme étant hors de la portée des secours de l'art. Tous les chirurgiens les plus distingués de l'école, qu'il appela en consultation, furent du même avis. Cependant, pour ne pas abandonner le malade à une mort inévitable, et ayant lu dans la Bibliothèque médicale que la ligature de l'artère iliaque externe avait été faite avec succès à Londres, dans une circonstance pareille, il voulut, par des essais sur le cadavre, s'assurer si une opération qu'il concevait était praticable sans compromettre la vie de l'individu, et pouvait offrir quelques probabilités de succès. (On n'avait point encore donné connaissance des détails de l'opération de COOPER.) En conséquence, il se rendit à l'amphithéâtre et opéra, ainsi qu'il suit, en présence des membres du conseil de santé et de beaucoup de chirurgiens de tous les grades.*

*IL fit aux tégumens et aux muscles du bas-ventre une incision longue de trois à quatre travers de doigts, dirigée obliquement de bas en haut, et de dedans en dehors sur le trajet de l'artère. Cette incision s'étendait depuis le ligament de fallope, resté intact, jusque vers l'épine antérieure et supérieure de l'os des îles. En soulevant le bord supérieur de cette plaie, il détruisit avec les doigts les faibles adhérences qui unissent le péritoine au tissu cellulaire lâche et extensible de la fosse iliaque. Il aperçut l'artère iliaque externe, il la saisit et en*

mença, il y a plus de cinq mois, quelques expériences sur les cadavres, pour un cas absolument pareil à celui de COOPER.

» En voici l'analyse :

» Un nommé CLECK, garde-chiourme, âgé de soixante ans, né à Lannion, département des Côtes-du-Nord, fut envoyé à l'hôpital de ce port, le 11 Août dernier, pour une tumeur anévrismale, considérable, qui soulevait l'arcade, de manière qu'il était physiquement impossible de comprimer l'artère sur la branche horizontale du pubis, et de penser, par conséquent, à faire l'opération au-dessous du ligament de Fallope. L'opération de COOPER n'étant point connue alors, il y eut, les deux ou trois premiers jours, des débats et de l'incertitude sur le parti qu'il fallait prendre. Cependant M. DURET, qui voyait le malade livré à une mort certaine, voulut, par des essais sur le cadavre, s'assurer si une opération qu'il concevait, était praticable et pouvait offrir quelques probabilités de succès. Il savait depuis long-tems, que les anastomoses des branches de l'hypogastrique ou iliaque interne, avec celles de la petite crurale, étaient assez nombreuses et assez intimes pour laisser passer dans le membre, le sang nécessaire pour y entretenir la chaleur et la vie. Tous les ans il répétait, dans ses cours d'anatomie, des expériences décisives, et sa pratique lui avait fourni des cas qui ne permettaient pas d'avoir, à ce sujet, le moindre doute. Il ne restait qu'à savoir si l'on pouvait découvrir l'iliaque externe sans compromettre la vie de l'individu. En conséquence, le 15 Août, il se rendit à l'amphithéâtre, accompagné de beaucoup de chirurgiens, et fit, de la manière suivante, l'opération qu'il avait conçue.

» Une incision de trois à quatre travers de doigts, dirigée obliquement de bas en haut et de dedans en dehors, sur le trajet de l'artère, et s'étendant depuis le ligament de Fallope, resté intact, jusque vers l'épine antérieure et supérieure de l'os des îles, fut faite aux tégumens et aux muscles du bas

*fit*

*fit la ligature, sans éprouver la moindre difficulté. Je répétai la même opération du côté opposé, sans m'écarter de la route qu'il venait de suivre. Je découvris l'artère, et j'en fis la ligature aisément.*

*J'ouvris l'abdomen au-dessous des côtes; et en renversant la paroi antérieure de cette cavité sur le pubis, tous les chirurgiens présens se convainquirent que le péritoine était intact. Isolant ensuite rapidement cette membrane du paquet des vaisseaux, on vit que la ligature était placée à un pouce de l'épigastrique; mais afin de préciser s'il y avait des avantages ou des inconvéniens à placer la ligature à cet endroit, je procédai ensuite, d'après les désirs du chirurgien en chef, à la préparation anatomique du cadavre; je ménageai avec soin toutes les parties: et voici de quelle manière je m'exprimai, par écrit, pour démontrer les avantages de ce procédé opératoire.*

*L'examen attentif du rapport des diverses branches artérielles et veineuses qui se croisent à cet endroit, démontre que la ligature a été faite au lieu le plus convenable.*

*En effet, l'artère iliaque externe est, là, placée devant et au côté externe de la veine du même nom. Aucune branche ne les rend difficiles à isoler. Plus près de l'anneau l'artère épigastrique, l'artère iliaque antérieure ou coronaire, la situation oblique de la veine coronaire sur l'artère iliaque externe ne laisseraient qu'un petit espace pour les ligatures. La dissection, l'isolement de ces rameaux, le placement de ces ligatures seraient donc infiniment plus difficiles. Peut-être cela ne pourrait-il se faire sans léser l'un d'eux; accident qui pourrait entraîner une mort inévitable. On doit, en outre, observer qu'il faudrait enlever plusieurs ganglions lymphatiques pour découvrir l'iliaque externe près de l'anneau; difficultés qui, quoique faciles à vaincre, doivent néanmoins être évitées autant que possible. La seule objection que l'on puisse*

ventre, de manière à ne pas intéresser le péritoine. Après avoir soulevé cette membrane il aperçut l'artère iliaque, il la saisit et en fit la ligature, sans éprouver la moindre difficulté.

» Je répétai la même opération du côté opposé, sans m'écarter de la route qu'il venait de suivre; je découvris l'artère et j'en fis aisément la ligature. On ouvrit ensuite l'abdomen au-dessous des côtes; on renversa la paroi antérieure de cette cavité, sur le pubis, et tous les chirurgiens présens se convainquirent que le péritoine était intact.

» Isolant ensuite cette membrane, du paquet des vaisseaux, on vit que la ligature était placée à un pouce de l'artère épigastrique. L'examen attentif du rapport des diverses branches artérielles et veineuses qui se croisent à cet endroit, démontra aussi que la ligature avait été faite au lieu le plus convenable. En effet, l'artère iliaque externe est, là, placée devant et au côté externe de la veine du même nom. Aucune branche ne les rend difficiles à isoler. Plus près de l'anneau, l'artère épigastrique, l'artère iliaque antérieure ou coronaire, la situation oblique de la veine coronaire sur l'artère iliaque externe, ne laisseraient qu'un petit espace pour les ligatures. La dissection, l'isolement de ces rameaux, le placement de ces ligatures, seraient donc infiniment plus difficiles. Peut-être cela ne pourrait-il se faire sans léser l'un d'eux, accident qui entraînerait une mort inévitable. On doit, en outre, observer qu'il faudrait enlever plusieurs ganglions lymphatiques pour découvrir l'iliaque externe près de l'anneau; difficultés qui, quoique faciles à vaincre, doivent néanmoins être évitées autant que possible. La seule objection que l'on puisse faire, c'est que les ligatures étant au-dessus de l'épigastrique et de l'iliaque coronaire, les anastomoses de ces rameaux avec la mammaire interne et les lombaires, pourront peut-être encore fournir à l'anévrisme une certaine quantité de sang.

4

*faire contre ce procédé opératoire, c'est que les ligatures étant au-dessus de l'épigastrique et de l'iliaque coronaire, les anastomoses de ces vaisseaux avec la mammaire interne et les lombaires pourront peut-être fournir à l'anévrisme assez de sang pour s'opposer à la cure.*

*Ces deux opérations avaient été faites si facilement, que tous les assistans crurent à la possibilité de son exécution sur l'homme vivant. Les résultats de ce premier essai ne laissaient, à la vérité, presque rien à désirer pour ce qui est relatif au procédé opératoire; car pour le succès de la cure, cela ne signifiait rien. Le point difficile n'était pas de faire la ligature, mais de guérir par la ligature. Comme l'entreprise était délicate, il fut arrêté par le chirurgien en chef que de nouvelles opérations seraient pratiquées, afin de savoir si le produit serait constamment le même.*

*Dans la seconde expérience, ayant cherché à découvrir l'artère près de l'anneau, le volume des glandes inguinales me donna beaucoup de difficulté à l'isoler et à placer les ligatures. Sur le même cadavre, l'artère iliaque externe fut découverte plus haut, du côté opposé; on la saisit sans le moindre obstacle : raisons pour ne pas s'écarter des principes ci-devant posés de lier l'artère à un pouce de l'épigastrique.*

*Pour ne pas m'écarter de ce précepte, et rendre le procédé opératoire toujours certain, je traçai quelques lignes sur un cadavre que j'opérai le vingt, et j'obtins le résultat suivant :*

*La partie moyenne d'une incision longue de deux pouces et demi à trois pouces, oblique de bas en haut et de dedans en dehors, dont l'angle supérieur serait au niveau de l'épine antérieure et supérieure de l'os des îles, et à huit ou dix lignes en dedans, et dont l'angle inférieur serait au-dessus du ligament de fallope et au milieu de l'espace compris entre l'épine du pubis et l'épine antérieure et supérieure de l'os*

» Ces deux opérations avaient été faites si facilement que tous les assistans crurent à la possibilité de son exécution sur l'homme vivant. Néanmoins, comme l'entreprise était délicate, il fut arrêté que de nouvelles opérations seraient pratiquées afin de savoir si le résultat serait constamment le même.

» L'ossification des artères est une maladie assez ordinaire dans l'âge avancé. L'individu sur lequel l'opération devait être pratiquée, ayant plus de soixante ans, on craignait que les artères se présentassent avec cette disposition. On crut, en conséquence, indispensable de faire la quatrième expérience sur un sujet du même âge, afin de savoir si cette complication fâcheuse et contre-indicative pouvait se présenter. Ainsi on fit transférer de l'hôpital Brûlé à l'hôpital principal, le cadavre d'un vieillard qui venait d'y mourir. L'opération fut pratiquée avec facilité et succès; mais en mettant les vaisseaux à découvert, on s'aperçut que l'artère présentait une dureté considérable. On en fit néanmoins la ligature. On passa ensuite à la dissection des branches fournies par l'aorte, par l'hypogastrique et la crurale. Partout on rencontra des ossifications, même sur les plus petits vaisseaux. L'artère iliaque n'en offrait cependant que dans la moitié antérieure de sa circonférence, et l'on put obtenir l'affaissement de ses parois. Mais, dans cet état, le tube artériel est-il susceptible d'une inflammation adhésive? L'action des ligatures ne peut-elle pas rompre une artère ossifiée dans un endroit plus élevé, et faire naître une hémorragie mortelle? Quoiqu'il soit peut-être rare de trouver cet état de dégénérescence, l'âge très-avancé ne contre-indique-t-il pas une opération qui, envisagée sous tous les rapports, présente d'ailleurs si peu de probabilités de succès? Telles étaient les réflexions que cette expérience fit naître. Néanmoins on ne les croyait pas encore suffisantes pour renoncer au projet d'opération qu'on avait conçu. On attendait que Cleck se décidât à être opéré; on continua les essais.

» Le 17, 20 et 21, nouvelles expériences

*des îles , est l'endroit qui répond à celui où il convient de faire la ligature du vaisseau.*

mêmes résultats. On en était à la cinquième , quand le journal qui annonce l'observation de Cooper , est arrivé.

» Depuis on en a fait beaucoup d'autres qu'il serait inutile d'indiquer , puisqu'elles n'ont rien appris qui puisse faire changer la direction de l'incision : ainsi la partie moyenne d'une incision de deux pouces et demi à trois pouces , oblique de bas en haut et de dedans en dehors , dont l'angle supérieur serait au niveau de l'épine antérieure et supérieure de l'os des îles , et à huit ou dix lignes en dedans , et dont l'angle inférieur serait au-dessus du ligament de Fallope et au milieu de l'espace compris entre l'épine du pubis et l'épine antérieure et supérieure de l'os des îles , est l'endroit qui répond à celui où il convient de faire la ligature du vaisseau.

» Mais ce qui est bien plus satisfaisant encore que tous ces détails , c'est que l'individu s'est enfin décidé à l'opération : elle a été pratiquée , il y a six jours , par M.ʳ Delaporte , second chirurgien en chef ; il n'est point survenu d'accidens , et tout annonce une guérison certaine. »

Pour extrait conforme du Rapport déposé au Conseil de santé :

*Les Membres du Conseil de santé,*

DURET, DUBRUEUIL, GESNOUIN.

Si l'on en excepte la lecture faite par M.ʳ Duret , de la note de M.ʳ Dubois fils , insérée dans la Bibliothèque médicale ( circonstance sur laquelle on a gardé le silence , lorsque je lus mon mémoire en plein Conseil , avant de l'envoyer à la Société médicale d'émulation ) , j'ai dit tout cela : je me suis même exprimé de manière à fournir à M.ʳ Duret titre d'antériorité au besoin , et il doit m'en savoir gré ; car , sans cette précaution , il se verroit dépouiller aujourd'hui , par son gendre , de cette portion de sa succession médicale.

En effet , pour avoir répété une opération à laquelle il avoue n'avoir rien changé ; ( *Version de 1810 , page 26.* )

« Le 17 , 20 et 21 , nouvelles expériences ;

» mêmes résultats. Depuis, on en a fait
» beaucoup d'autres qu'il serait inutile d'in-
» diquer, puisqu'elles n'ont rien appris qui
» puisse faire changer la direction de l'in-
» cision. »

( Il n'est pas inutile de noter qu'il n'est
question que de la direction de l'incision
pour découvrir l'artère, ce qui n'est qu'un
temps de l'opération. )

Pour avoir, par ordre et sous les yeux
de M.ʳ Duret, fait la dissection des parties,
ce qui n'est pas un tour de force pour un
Chirurgien de seconde classe ;

Enfin, pour avoir recueilli des notes,
M.ʳ M. a la prétention de se donner pour
auteur de l'opération conçue et exécutée
devant lui par son beau-père. ( *Voyez la
dernière note de la page* 31. )

« Mais non. Les pages 10 et 11 de son
» mémoire, comparées à quelques passages
» du mien, seront pour moi une garantie
» suffisante, attendu qu'on ne peut me
» refuser l'antériorité. »

Or, les pages 10 et 11 de mon mémoire
ne contenant que les détails des résultats obtenus par M.ʳ Duret dans ses premiers essais,
il est évident que M.ʳ M. frustre M.ʳ Duret
de ses droits à la priorité d'un procédé particulier ( seulement ) pour découvrir l'artère
iliaque externe.

---

*Aucune correction, aucune modifica-
tion n'ayant paru nécessaires, il fut dès-
lors convenu qu'on ne s'écarterait pas à
l'avenir des règles de ce procédé opératoire.
( M.ʳ Delaporte a bien voulu lui accorder la préférence. )*

*L'ossification des artères est une ma-
ladie assez ordinaire dans l'âge avancé.
L'individu sur lequel l'opération devait être
pratiquée ayant plus de* 60 *ans, le chirurgien en chef craignait que les artères se présentassent avec cette disposition. Il crut en
conséquence indispensable, de faire une quatrième expérience sur un sujet du même âge,
afin de savoir si cette complication fâcheuse
et contre-indicative se fût offerte. Ainsi,*

M.ʳ M. n'a-t-il pas l'air d'insinuer que j'ai
pris part à cette convention, et que c'est
d'après elle que j'ai suivi le procédé de M.ʳ
Duret ? Je défie M.ʳ M. de prouver, non
pas que je fusse présent aux expériences de
M.ʳ D. ( toute l'École sait que je n'y avois
pas été invité, et je ne suis pas le seul );
mais que j'eusse été informé par qui que
ce soit de ce qui s'étoit passé à l'amphithéâtre, du 15 Août au 21, cinq heures
du soir environ.

le 21 *août*, il *fit transférer de l'hôpital dit* Ancien, *à l'hôpital principal, le cadavre d'un vieillard. L'opération fut pratiquée avec facilité ; mais en mettant les vaisseaux à découvert, on s'aperçut que l'artère présentait une dureté considérable ; on en fit la ligature. Je procédai ensuite à la dissection des branches fournies par l'aorte, par l'hypogastrique et la crurale. Partout je rencontrai des ossifications, même sur les plus petits vaisseaux. L'artère iliaque externe n'en offrait cependant que dans la moitié antérieure de sa circonférence ; mais, dans cet état, le tube artériel est-il susceptible d'une inflammation adhésive ? L'action des ligatures ne peut-elle pas rompre une artère ossifiée, et faire naître une hémorragie mortelle ? Quoiqu'il soit peut-être rare de rencontrer cet état de dégénérescence, l'âge très-avancé ne contre-indique-t-il pas une opération qui, envisagée sous tous les rapports, présente d'ailleurs si peu de probabilités de succès ? Telles furent les réflexions que cette expérience fit naître. On voit qu'on était loin de se flatter de réussir* (a). *Pierre* CLECK *était*

M.ʳ M. a jugé à propos de supprimer les deux phrases suivantes, qui se trouvent dans *la Version de* 1810 ( *page* 26 ) :

« Néanmoins on ne les croyait pas encore
» suffisantes ( ces réflexions ) pour renoncer

---

(a) *Ce fut le même jour,* 21 *août, que le Journal de Messieurs* CORVISART, BOYER *et* LEROUX, *où les détails de l'opération de* COOPER *sont consignés, arriva à Brest. Messieurs les Membres du Conseil de santé qui furent les premiers à le parcourir, surpris d'y trouver la description d'une opération, à peu de chose près semblable à celle que nous avions faite sur le cadavre, me firent appeler à leur séance pour m'en donner communication. Afin de bien établir les différences qui existaient entre les deux procédés, je donnai hautement lecture de tous les détails qu'on vient de voir ; ils sont de la plus exacte vérité : on les trouvera, si on le désire, consignés et sommairement indiqués dans un petit mémoire qui, depuis plus de vingt mois, est déposé dans les archives du Conseil de santé de la marine ; il fut alors revêtu de l'apostille suivante :*

« LE *Conseil de santé, convaincu que d'après*
» *les relevés journaliers qui lui ont été faits par*
» M.ʳ MIRIEL, *prévôt de chirurgie, les détails et*
» *observations contenus dans ce travail sont de la*
» *plus grande exactitude : témoin d'ailleurs de la*
» *sévère attention avec laquelle l'un de nous, chef*
» *de la chirurgie, a dirigé et fait exécuter tout ce*
» *qui pouvait concourir à établir des notions cer-*

Je ne conteste rien à M.ʳ M. de ce qu'il annonce s'être passé ce jour-là au Conseil de santé ; mais je lui demande pourquoi il se tait aussi obstinément sur ce que j'ai fait le même jour à l'amphithéâtre. Ne dois-je pas inférer de son silence que, n'ayant rien à opposer à un fait aussi notoire, il a jugé convenable ( toujours avec exactitude et sévère impartialité ) de passer discrétement au 25 d'Août, jour où il est bien vrai que j'ai été pour la première fois à l'amphithéâtre de l'hôpital Saint-Louis ; ce qui ne prouve nullement que je n'avois pas été, le 21, à l'amphithéâtre de l'hôpital Ancien ? M.ʳ M. lui-même n'a pas révoqué en doute cette circonstance, lorsque le 22, à la visite de M.ʳ DURET, je fis part des résultats que j'avois obtenus la veille, et dont je fournis la preuve par la déclaration écrite des deux Prosecteurs qui m'accompagnoient. ( *Voyez les pièces N.ᵒˢ* 3 *et* 4. )

*peu disposé à l'opération. Voyant la tumeur
et le membre quelquefois diminuer de vo-*

» au projet d'opération qu'on avait conçu
» On attendait ( et avec impatience même

---

*» taines sur le nombre des blessés, le caractère des
» maladies et leur traitement, reconnaît l'authen-
» ticité du compte rendu, et l'approuve dans tout son
» contenu ». On y verra de plus ces mots : On était
à la cinquième expérience, quand le Journal qui annonce l'observation de COOPER est arrivé. Depuis
on en a fait beaucoup d'autres qu'il serait inutile
d'indiquer, puisqu'elles n'ont rien appris qui puisse
faire changer la direction de l'incision : ainsi, la
partie moyenne d'une incision, etc., etc.
IL est certain que ce fut le 25 août que M.ʳ
DELAPORTE vint pour la première fois à l'amphithéâtre de l'hôpital Saint-Louis, où les opérations s'étaient constamment faites publiquement.
Il opéra un cadavre d'un côté ; je l'opérai du côté
opposé. Les Membres du Conseil de santé y étaient,
ainsi que plusieurs Professeurs.
LE lendemain 26, le chirurgien en chef opéra,
pour démontrer, de nouveau, l'exécution facile
du procédé opératoire : nulle particularité ne fut
remarquée sur ces deux sujets, comme sur beaucoup d'autres que nous continuâmes à opérer, M.ʳ
DELAPORTE et moi, seulement dans l'intention
d'acquérir la dextérité et la certitude qu'exige une
opération de ce genre ; car, pour la perfection du
procédé, tout avait été prévu, décrit et lu publiquement plusieurs fois avant le 21, époque à laquelle l'Auteur avoue, page 8, avoir songé pour
la première fois à s'en occuper.
SI la différence des deux procédés opératoires
était le fruit des corrections ou modifications faites
par M.ʳ DELAPORTE, aurais-je osé le lui ravir
publiquement ?... moi, subordonné alors !...
On ne m'a jamais jugé capable d'une pareille
impudence.*

*Si M.ʳ DELAPORTE avait pu se dispenser de mes
notes pour la rédaction de son mémoire, me les*

On trouvera sans doute extraordinaire que le
*compte annuel* de la partie du service de santé
CHIRURGIE, soit *rendu* par un Chirurgien de second
classe, tandis que le compte MÉDECINE et PHARMACIE
est rendu par le chef respectif de ces parties.

M.ʳ M. s'énonce toujours en homme qui croit
m'avoir convaincu d'être instruit depuis le 15 Août
de ce qui s'est passé relativement à P. CLECK, jusqu'au 21, quoiqu'il n'ait encore nulle part fourni
cette preuve. Il me permettra, en conséquence, de lui
observer derechef que *sa véracité, son exactitude
sa sévère impartialité*, ne lui ont pas donné jusqu'à
présent le droit de prétendre à être cru sur parole.

Si jusqu'ici on n'avoit pas jugé M.ʳ M. assez *impu-
dent* ( ce sont ses expressions ) pour ravir publiquement à quelqu'un le fruit de ses travaux, il est bien
avéré aujourd'hui qu'il s'est rendu coupable de ce
délit, non-seulement envers moi, mais ( ce qui est
bien plus condamnable ) envers M.ʳ DURET. Ce n'est
pas qu'on ne sache très-bien que, de tous temps, les
gendres ont été friands d'héritages ; mais envahir la
succession médicale, du vivant du beau-père, c'est
se montrer d'autant plus avide, qu'un peu plus bas
M.ʳ M. avoue FRANCHEMENT que la chose *n'en valait
pas la peine.*
« Et si, dans le temps, je n'en donnai pas con-
» naissance à la Société de médecine ou à la Société
» médicale d'émulation, c'est ( JE L'AVOUE FRAN-
» CHEMENT ) que je crus que cela n'en valait pas
» la peine. » ( *Dernière note de la page 31.* )
Preuve que M.ʳ MIRIEL ne connoissoit alors que
le procédé particulier de M.ʳ DURET pour découvrir
l'artère iliaque externe ; car il n'eût pas manqué
d'ajouter un peu plus d'importance à la modification
des quatre temps de l'opération de M.ʳ COOPER.

J'ai déjà dit ( *page 5* ) à quoi m'avoient servi ces
notes ; j'y renvoie le lecteur, ainsi qu'aux pages 10

*lume, il conservait l'espoir de se guérir sans les secours de l'art.*

» car on ne cessoit de le presser ) que CLECK » se décidât à être opéré. » Ce qui fait voir qu'on n'étoit pas *loin de se flatter de réussir*, ainsi que M.ʳ MIRIEL voudroit aujourd'hui le faire croire.

---

*eût-il demandées ? (*) Sur-tout eût-il copié, presque mot à mot, des passages entiers de ces notes ?*

et 11 de mon mémoire, indiquées par M.ʳ M...... On verra que ces pages sont ce qu'elles devoient être, la copie littérale de ce que M.ʳ DURET avoit pensé et exécuté le 15 Août, le tableau fidèle de ce que lui avoit offert la préparation anatomique du sujet. Je devois à la justice, à la vérité, de publier la part que M.ʳ DURET avoit à revendiquer dans le manuel opératoire exécuté sur P. CLECK ( c'est-à-dire, la priorité de la direction de l'incision, qui constitue le premier temps de l'opération ). Je ne pouvois mieux faire, pour ne pas omettre la plus petite particularité, que de m'en rapporter à son gendre, confident de ses pensées, témoin de ses actions ; et je l'ai fait de manière à satisfaire M.ʳ DURET lui-même, puisqu'il approuva, sans la moindre restriction, la rédaction de mon mémoire, lorsque j'en fis lecture au Conseil de santé, avant de l'envoyer à Paris.

M.ʳ M. raisonne si inconséquemment, qu'il cite pour lui la loi qui le condamne. En effet, ces pages 10 et 11 de mon mémoire, bien loin d'être pour lui une garantie suffisante de l'antériorité à laquelle il élève si ridiculement des prétentions, fournissent, au contraire, la preuve irréfragable qu'il n'a été, dans cette affaire, qu'un imitateur servile et un secrétaire garde-note, puisqu'elles prouvent que M.ʳ DURET est le premier, à Brest, qui a eu l'idée de découvrir l'artère iliaque externe, par une incision convenablement dirigée ; que M.ʳ DURET est le premier qui a mis cette idée à exécution, en pratiquant cette incision, sur le cadavre, de manière à ce que les répétitions qui en ont été faites, même depuis la publication du procédé de M.ʳ COOPER, n'ont rien appris qui puisse en faire changer la direction ; que c'est M.ʳ DURET, enfin, qui a dirigé la dissection pour faire voir les rapports de l'artère avec les parties environnantes.

Que reste-t-il donc à M.ʳ MIRIEL ?..... Des répétitions, qui, de son aveu, n'ont rien appris ; des notes recueillies pendant que M.ʳ DURET opéroit, et dans lesquelles il n'a, par conséquent, que le mérite assez mince de la rédaction ; enfin, l'insertion de ces notes dans un rapport annuel qui ne peut être fait par le Prévôt, que lorsque le Chirurgien en chef a de bonnes raisons pour ne pas faire lui-même ses rapports.

Voilà cependant ce que M.ʳ M. appelle des titres suffisants pour lui garantir, sans contestation, une antériorité qu'il n'a pas, dit-il, réclamée, dans le temps, parce que la chose *n'en valait pas la peine*, et il a eu raison. Mais il la revendique aujourd'hui, sans que la chose ait augmenté de valeur, et il a tort.

---

(*) CECI *n'a été, il est vrai, constaté par aucune preuve légale. On pourrait donc me contester, avec avantage, ce que j'avance ! ... mais non. Les pages 10 et 11 de son mémoire, comparées à quelques passages du mien, seront pour moi une garantie suffisante, attendu qu'on ne peut me refuser l'antériorité ; et si, dans le temps, je n'en donnai pas connaissance à la Société de médecine ou à la Société médicale d'émulation, c'est ( je l'avoue franchement ) que je crus que cela n'en valait pas la peine.*

*Le chirurgien en chef ne fit aucune ins-*
*tance pour le déterminer à prendre un parti.*
*Malgré le succès apparent de celle de*

Cela n'est pas exact, M.<sup>r</sup> M. ; voyez la déclaration de M.<sup>r</sup> Duret ( *pièce N.° 2, 4.<sup>ème</sup> question* ).

---

*Il est donc bien évidemment démontré, et par ce que je viens de dire et par ce qu'il a consigné lui-même dans son mémoire, qu'il n'a point participé aux changemens qu'il annonce néanmoins avoir faits au procédé de Cooper.*

Voyons maintenant si, comme l'avance M.<sup>r</sup> M., il est évidemment démontré que je n'ai point *participé* aux changements que j'annonce avoir faits au procédé de M.<sup>r</sup> Cooper, et s'il n'y a pas moyen de forcer M.<sup>r</sup> M. lui-même à fournir la preuve matérielle que ces changements m'appartiennent en toute propriété.

D'après ce que j'ai dit dans l'avant-dernier paragraphe, il ne peut désormais rester de doute, même dans l'esprit des personnes les plus prévenues, sur la nullité du rôle qu'a joué M.<sup>r</sup> M. dans cette affaire. Le gendre est donc hors de cour et de procès, et la discussion que je vais établir, ne regarde que le beau-père.

L'entrée de P. Cleck à l'hôpital, le 11 Août 1809, rappelle à M.<sup>r</sup> Duret, qu'une note de M.<sup>r</sup> Dubois fils, insérée dans la Bibliothèque médicale, annonçoit que la ligature de l'artère iliaque externe avoit été faite avec succès, à Londres, dans un cas semblable. Guidé par ses connoissances en anatomie, le 15 du même mois, il dirige une incision sur le trajet de l'artère, la découvre et la lie avec facilité. On répète son procédé avec succès. ( *Je répétai la même opération du côté opposé, sans m'écarter de la route qu'il venait de suivre.* ) Le journal qui contient l'observation de M.<sup>r</sup> Cooper, arrive le 21, et ne change rien à la direction assignée d'abord par M.<sup>r</sup> Duret à l'incision. ( Tout ceci est extrait des deux versions de M.<sup>r</sup> Miriel. )

Si M.<sup>r</sup> Duret a conçu et exécuté son opération, avant d'avoir connoissance du procédé de M.<sup>r</sup> Cooper, et personne ne peut le lui contester, M.<sup>r</sup> Duret a l'initiative d'une nouvelle direction à donner à l'incision ; mais il n'a pas modifié celle de M.<sup>r</sup> Cooper, puisqu'il ne la connoissoit pas, et que, lorsqu'il l'a connue, il n'a pas changé celle dont il avoit eu primitivement l'idée. Des changements ont cependant eu lieu. Ces changements ne viennent pas de M.<sup>r</sup> Duret ; il faut que, bon gré mal-gré, M.<sup>r</sup> M. convienne qu'ils sont de moi. Je l'entends déjà s'écrier : Oui ; mais vous avez dû avoir connoissance des essais de M.<sup>r</sup> Duret, et vous avez pris de lui la direction de l'incision.

M.<sup>r</sup> M. a avoué que je n'avois paru à l'amphithéâtre de l'hôpital Saint-Louis, que le 25 Août : de mon côté, j'ai défié de prouver que quelqu'un m'eût entretenu de ce qui s'étoit passé relativement à P. Cleck. J'ignorois donc entièrement les résultats obtenus par M.<sup>r</sup> Duret, lorsque, le 21, la lecture de l'observation de M.<sup>r</sup> Cooper me suggéra l'idée de rapprocher l'angle supérieur de l'incision, de l'épine antérieure et supérieure de l'os des îles. M.<sup>r</sup> Duret n'a donc que la priorité d'une idée qui nous appartient à tous deux, et l'on a vu que je m'étois fait un devoir de la lui assurer.

Mais je veux bien accorder, pour un instant, que j'étois instruit de la direction donnée par M.<sup>r</sup> Duret à l'incision pour mettre l'artère à découvert : cela ne prouveroit pas encore que je n'ai point *participé* aux changements apportés au procédé de M.<sup>r</sup> Cooper, ainsi que le prétend M.<sup>r</sup> M. Car cette incision n'est que le premier temps de l'opération, et il est facile de se convaincre que les modifications dont je parle dans mon mémoire, ne se bornent pas à avoir fait une incision différente de celle de M.<sup>r</sup> Cooper et semblable à celle de M.<sup>r</sup> Duret. Le texte de mon mémoire porte, en effet ( *pag. 23, lig. 3* ) :

« Je me suis tellement écarté du procédé de M.<sup>r</sup> Cooper, dans les points les plus essentiels de l'opération,
» que je ne puis me dispenser de motiver les raisons qui m'ont déterminé à ne pas le suivre scrupuleusement. »

1.° L'incision pour découvrir l'artère ;
2.° La ligature supérieure serrée la première, tandis que l'opérateur anglais a commencé par l'inférieure ;
3.° La non-section de l'artère entre les deux ligatures ;
4.° Enfin, le rejet des points de suture.

Sans entrer ici dans de nouveaux détails pour justifier ces modifications, il me suffira de les indiquer pour contraindre les plus incrédules, M.<sup>r</sup> Miriel lui-même, à avouer qu'en accordant que j'ai été guidé par les données de M.<sup>r</sup> Duret, dans le premier temps de l'opération, il me reste en toute propriété la modification des trois autres temps de cette opération, puisque M.<sup>r</sup> Duret n'a rien dit, et que son Secrétaire n'a rien écrit qui pût faire soupçonner qu'ils s'en soient occupés ni l'un ni l'autre.

Si je persiste maintenant à contester, comme je l'ai fait plus haut, avec avantage, l'assertion en récidive de M.<sup>r</sup> M., que j'ai pris dans son *petit* mémoire, ou à toute autre source, s'il veut, des indices sur la direction de l'incision pratiquée par son beau-père et *seulement répétée* par lui ( *Je répétai la même opération du côté opposé, sans m'écarter de la route qu'il venait de suivre.* Version de 1810, pag. 25. ), il n'échappera pas à la double conviction que les preuves légales ne sont point nécessaires pour renverser de fond en comble son petit système de dénigrement, et que je suis, *en dépit des envieux*, véritablement *auteur* des modifications faites en France au procédé de M.<sup>r</sup> Cooper.

*Les envieux mourront, mais non jamais l'envie*, dit Madame Pernelle dans *le Tartufe*. Elle a raison, Madame Pernelle.

COOPER,

*Cooper, il doutait que le procédé de Hunter, dont on a tour à tour préconisé les avantages et les défauts, fût applicable au tronc de l'artère fémorale comme au tronc de la poplitée. Il a suffisamment prouvé, en n'opérant pas lui-même le malade ( il a été plus de quatre mois dans sa salle depuis l'annonce de l'opération de Cooper ), que telle était son opinion ;*

*mais attendu que le malade était voué à une mort certaine, la ligature de l'artère iliaque externe ne pouvait compromettre ni l'art, ni l'individu.*

*M.<sup>r</sup> Delaporte ayant manifesté le désir de la faire, le chirurgien en chef laissa le malade à sa disposition. La tumeur prit vers la fin du mois de décembre une augmentation considérable ; les espérances du malade s'évanouirent ; il désira être opéré. M.<sup>r</sup> Delaporte procéda à la ligature de l'artère iliaque externe le 3 janvier.*

Cela n'est pas encore exact, M.<sup>r</sup> M. ; voyez la déclaration de M.<sup>r</sup> Duret ( *pièce N.<sup>o</sup> 2, 3.<sup>ème</sup> question* ). Vous faites d'ailleurs des efforts inutiles pour couvrir le motif qui a empêché le chirurgien en chef d'opérer P. Cleck ; vous ne donnerez le change à personne : on sait trop bien qu'il étoit le même ( *ce motif* ) que celui qui depuis.... Mais non, dussé-je être victime de ma générosité, je garderai encore le silence sur ce point délicat, à moins que M.<sup>r</sup> Duret, assez fort de sa conscience pour ne pas redouter une explication devant une autorité compétente, ne m'interpelle *lui-même* de dire la vérité toute entière.

Pourquoi donc le malade étoit-il *voué à une mort certaine ?* Vous avez rapporté plusieurs faits qui prouvent que tous ceux qui ont un anévrisme inguinal ne périssent pas. — Cela est rare, me direz-vous. — Mais Cleck étoit peut-être destiné à faire une heureuse exception, en pratiquant sur lui la méthode de Scarpa. Si M.<sup>r</sup> Duret avoit suivi le plan de conduite que vous lui prêtez si étourdiment, il eût, quoi que vous en disiez, étrangement compromis l'art, et plus encore l'individu : l'art, en laissant pratiquer une opération inutile ; l'individu, en lui laissant subir une opération dont la mort eût été la suite inévitable ; tandis que, soumis aux anciens préceptes, ou même abandonné aux seules ressources de la nature, le malade eût nécessairement prolongé son existence.

Ceci n'est pas plus exact que le reste, M.<sup>r</sup> M. Le malade n'a été mis *à ma disposition* que le jour de l'opération, et vous venez de le prouver, en disant qu'il avoit passé plus de quatre mois dans la salle de M.<sup>r</sup> D... depuis l'annonce de l'opération de M.<sup>r</sup> Cooper : et depuis le 21 Août jusqu'au 3 Janvier, il y a en effet un peu plus de quatre mois. Il est même si vrai qu'il ne l'a pas été plutôt, que je vous défie de montrer une seule prescription , même d'alimens , faite par moi , à une date antérieure au 3 Janvier 1810.

Pour couronner l'œuvre , M.<sup>r</sup> M. ajoute que c'est *d'après le désir que j'ai manifesté d'opérer* P. Cleck , que le chirurgien en chef *l'a remis à ma disposition.* Ainsi , voilà M.<sup>r</sup> Duret accusé ( par son gendre ) d'avoir sacrifié la vie d'un homme au *désir manifesté* par un de ses subordonnés , de faire une opération hasardeuse à laquelle sa conscience lui prescrivoit d'autant plus impérieusement de s'opposer, s'il la jugeoit meurtrière, que sa place lui donnoit toute l'autorité nécessaire pour en empêcher l'exécution.

Mais la présence de M.<sup>r</sup> Duret à cette opération , et plus heureusement encore sa profession de foi ( *Voyez la pièce N.° 2 , questions 3 et 4* ) , ne laissent aucun doute sur sa croyance à cet égard. Tout en me fournissant un argument sans réplique contre M.<sup>r</sup> M. , cette profession de foi ne laisse pas que d'être fort utile à M.<sup>r</sup> Duret ; car , sans elle , *grâces à la pénétration de son gendre* , il joueroit , dans cette occasion , un rôle trop indigne d'un homme de notre état pour ne pas le compromettre au dernier point, et le faire trembler des conséquences qu'on seroit en droit d'en déduire.

*Mon intention n'étant pas , pour raisons susmentionnées , de décrire l'opération et la maladie de Pierre Cleck , je vais puiser dans les détails du mémoire de M.<sup>r</sup> Delaporte quelques argumens que je mettrai en opposition avec ses maximes. Je ne connais point de preuves moins suspectes ou plus authentiques.*

*L'Auteur dit* (page 15) *que l'opération fut longue : celui qui aura pris une profonde connaissance de tous les détails de l'opération , concevra aisément qu'elle a dû être laborieuse et pénible ; chose qu'il n'est point indifférent de signaler , à cause des résultats.*

*En effet, lorsque les forces vitales d'un organe ont été lésées par l'action d'un irritant quelconque , les humeurs y affluent ; la*

Toutes ces oppositions ne vous meneront pas loin.

*partie devient rouge, gonflée, plus sensible :*
Ubi stimulus, ibi fluxus. *Il s'établit autour
du point irrité un centre de fluxion accompagnée de phénomènes qui varient suivant
que l'irritation est plus ou moins intense, et
la susceptibilité de l'organe plus ou moins
vive. Si l'irritation est forte et détermine une
congestion active, l'inflammation qui en résulte s'établit dans les mémes proportions, à
moins que des circonstances particulières ne
viennent s'y opposer. Les différentes parties
du corps de l'homme sont douées d'une sensibilité telle, qu'il est rare qu'on puisse,
avec impunité, exposer à l'air les systèmes
qui, par leur position, sont naturellement
à l'abri de l'influence, presque toujours per-
nicieuse, du fluide atmosphérique. Le
danger est bien plus grand encore, lorsqu'on les expose pendant quelque temps au
contact d'un irritant mécanique. Lorsqu'on
est obligé d'entamer avec le fer le tissu de
nos organes, on doit donc s'attendre à avoir
par suite à combattre des accidens plus ou
moins redoutables ; il est hors de doute que
l'opération la plus légère est souvent suivie
des accidens les plus fâcheux. C'est pour
cette raison qu'on a, dans tous les temps,
dit qu'il faut opérer* citò, tutò *et* jucundè ;
*mais malheureusement il n'est pas toujours
possible d'observer cette règle générale et
invariable avec une exactitude rigoureuse.
Il se présente quelquefois des incidens qui
ne peuvent pas être prévus, auxquels on ne
remédie par conséquent jamais d'une manière aussi prompte et aussi satisfaisante
qu'on le désirerait.*

*L'AIGUILLE de DESAULT ayant tou-
jours été employée sur le cadavre avec la
plus grande facilité, il n'y avait pas de
raisons pour supposer qu'elle dût être sur
l'homme vivant d'un emploi plus difficile ;
c'est cependant ce qui est arrivé. M. DE-
LAPORTE chercha inutilement à s'en servir,
et je fus obligé d'aller prendre, dans l'ar-
senal, une aiguille qui, à cause de sa con-
formation vicieuse, rendit nécessaire une
petite mesure dont le résultat dut aussi con-*

J'ai dit, dans mon mémoire, le comment
et le pourquoi.

*tribuer à prolonger l'opération. (Voyez ce que dit l'Auteur, page 14.) C'est assez d'indiquer tous ces petits contre-temps pour savoir quels ont dû en être les résultats.*

*MAINTENANT qu'on observe attentivement l'ordre dans lequel les phénomènes généraux et locaux se sont développés, depuis le moment de l'opération jusqu'à l'instant de la mort, et l'on verra, 1.º qu'une inflammation phlegmoneuse, on ne peut plus intense, s'est emparée du lieu même où l'opération a été faite; 2.º que cette inflammation, éminemment aiguë, éminemment active, n'a été précédée ni accompagnée d'adynamie; 3.º qu'après avoir pris un accroissement rapide, mais régulier, elle s'est terminée par la gangrène, plusieurs jours avant que la tumeur anévrismale ait offert la plus légère trace d'altération, même d'après le dire de l'Auteur.*

*POUR mettre ceci en évidence, récapitulons les vérités les plus palpables, celles qui tombent immédiatement sous le sens : éparses, disséminées, elles ne fixent pas l'attention : leur réunion leur donnera plus de consistance, et me mettra sans doute à même de tirer, de leur dépendance réciproque, des conséquences qui ne seront pas susceptibles d'être contestées avec succès.*

Concordiâ parvæ res crescunt, discordiâ
maximæ dilebuntur.

*L'AUTEUR dit donc (page 15) : « L'opé-*
» *ration fut longue. À midi, chaleur à la*
» *peau et soif; à trois heures, le pouls*
» *s'élève et s'accélère; à neuf, pouls dur*
» *accéléré, peau chaude, soif, insomnie;*
» *à trois heures, toutes les fonctions,*
» *excepté la circulation, sont en assez bon*
» *état. (Page 16. » )*

*DÉJA je commence à apercevoir les signes d'une réaction vitale assez prononcée pour un sujet de soixante ans; mais attendu qu'une opération majeure fait souvent naître des accidens insolites et insignifians, n'accordons à ces premiers symptômes qu'une valeur relative : n'y attachons même nulle*

Le 9 Janvier, c'est-à-dire six jours après l'opération, vous déclarez officiellement qu'il n'étoit survenu aucun accident; que, par conséquent, *vous n'aviez rien aperçu* (comme Prévôt, vous étiez cependant à même de tout *apercevoir*); et 20 mois au moins après l'événement, *vous commencez à apercevoir*.....

*importance, si leur enchaînement ne forme pas une série non interrompue de phénomènes morbides dépendans d'une irradiation locale pure et simple.*

« *Le* 4, *le pouls est assez régulier.* »

« *Le* 5, *pouls un peu accéléré, pas de selles, soif, chaleur augmentée, insomnie, limonade au citron.* »

*Ici tout annonce encore une affection évidemment active, une réaction générale, puissante et énergique, qu'on cherche à mitiger par des anti-phlogistiques. Si j'ajoute que le même jour le malade ressentit quelques douleurs dans le ventre ; que deux grains d'opium et une décoction de graine de lin furent prescrits et administrés, mon assertion paraîtra* sans doute *moins* douteuse.

« *Le* 6, *chaleur âcre de la peau, pouls fréquent, sécheresse du ventre.* »

*On purge le malade : cela le soulage, ainsi qu'il est dit dans le bulletin du* 7.

« *Le* 8, *bon état du membre opéré, sous tous les rapports ; apparition d'un engorgement phlegmoneux à la région lombaire du même côté ; application d'un cataplasme de farine de lin* » (a).

il faut que votre vue se soit furieusement éclaircie pendant cet intervalle.

---

(a) *J'observerai, en passant, que ce fut le* 7, *et non pas le* 8, *qu'on aperçut à la région lombaire cette fluxion inflammatoire, vive et sensible, même sur le système cutané. Si le cahier de visites peut faire foi, qu'on se donne la peine de le consulter, et l'on verra que le cataplasme de farine de lin fut prescrit le* 7.

*Cette prescription aurait-elle été faite dans l'expectative des accidens ?... Je ferai remarquer aussi que le malade commença, dès ce jour, à éprouver une toux, d'abord légère, puis très-incommode, attendu qu'il me sera facile de rendre raison de cet épiphénomène.*

« *Dans un art qui n'est perfectible que par l'observation, rien n'est à négliger, rien n'est indifférent : ceux qui l'exercent avec le soin qu'il mérite, ne sauraient porter leur attention trop loin : leurs regards ne sauraient embrasser trop d'objets. La découverte des causes occasionnelles jette le plus beau jour sur l'histoire de la nosologie, donne de la solidité au pronostic, et par conséquent éclaire jusqu'à un certain point la pratique* ».

*Voulonne.*

C'étoit bien le 7. J'ai tort. Mais pour une différence d'un jour..... — Je ne vous ferai pas grâce d'une heure, s'écrie M.ʳ M. trop heureux de me trouver une petite fois en défaut. — Quelle sévérité ! Tout le monde peut commettre une erreur de date ; et vous qui vous gendarmez si fort, M.ʳ M., vous n'êtes peut-être pas à l'abri de mériter le reproche que vous me faites avec tant d'aigreur. — Impossible. — Je crois cependant me rappeler avoir démontré, au commencement de ma réponse, que la remise des notes que vous déclarez s'être faite le 9 Janvier 1810, n'a réellement eu lieu qu'après la mort de P. Cleck, arrivée le 16 ; ce qui établit une différence de 8 jours. Si vous n'êtes pas convaincu, je vais vous citer un autre fait. Vous dites ( *page* 39 ):

« Cependant, dès le 12, la plaie rendit un suin» tement ichoreux : le 13, la suppuration était fétide ; » la plaie était violette ; on la pansait avec une dé» coction antiseptique. »

Tout prouve, au contraire, et on le verra sous peu, que la plaie n'a été pansée pour la première fois, avec la décoction de kina camphrée, que le 14 au soir : du 13 au 14, il y a bien un jour, et pour le coup vous conviendrez que nous sommes au pair.

Et vous aussi, M.ʳ M., vous compulsez le cahier des visites ! vous auriez cependant pu vous rappeler que la découverte de cette tactique machiavélique n'avoit fait à son auteur ni honneur ni profit.

*Si* l'on veut accorder quelque confiance aux causes, aux phénomènes et au traitement, il est donc bien démontré, même par les propres expressions de l'Auteur, que la maladie s'est présentée jusqu'ici avec les signes qui caractérisent la plus forte excitation; si l'indication de réveiller l'activité vitale engourdie se fût présentée, on n'aurait point eu recours au traitement débilitant qui a cependant été le traitement dominant.

*Mais* la maladie est arrivée à l'époque où la scène doit entièrement changer. L'inflammation locale étant parvenue au plus haut degré d'intensité qu'elle put atteindre, la terminaison pouvait-elle en être favorable? Non, puisque la gangrène est une suite inévitable et constante des gonflemens inflammatoires, qui, comme celui dont est cas, ont été portés au-delà de toute limite. On devait donc s'attendre à voir la maladie prendre subitement une physionomie nouvelle et entièrement opposée; c'est aussi ce qui est arrivé. L'état général de l'individu l'annonce, et l'affection locale le prouve.

*En effet*, le 9, dit l'Auteur (page 17):
« L'engorgement des lombes diminue. »

« *Le* 10, le malade se plaint d'éprouver » une grande faiblesse. (*Page* 18. » )

« *Le* 11, l'engorgement des lombes a » entièrement disparu. »

*A-t-on* jamais vu, même un petit phlegmon cutané, se terminer d'une manière heureuse, dans aussi peu de temps? . . . . .

*Observez* que pendant que ce changement se passe au lieu opéré, le pouls baisse, le malade est dans une faiblesse presque syncopale. Le café, la gélatine, le vin généreux, le kina, l'éther sont les moyens auxquels il faut recourir pour soutenir ses forces (p. 18). N'aperçoit-on pas, dans tous ces phénomènes, les présages du plus grand danger? N'est-il pas évident que cette mutation subite annonçait le passage à la gangrène?

*Observez* en outre que près d'un aussi grand désordre, le membre est dans le meilleur état possible (p. 18); que (ce qui est bien plus fort) l'Auteur dit: Les 12, 13 et 14 , même état , mêmes prescriptions. *Ce n'est qu'à la visite faite le 14 au soir, qu'on s'aperçoit que la tumeur a augmenté le volume ; elle est pâteuse, d'un rouge-violet, sans douleur, etc.*

*EST-IL rien de plus positif que le sens de cette dernière phrase ? . . . .*

*ON sera sans doute surpris de la rapidité avec laquelle l'Auteur glisse sur une époque où l'on voit s'opérer d'aussi grands change-mens. Il semblerait que la disparition subite du gonflement inflammatoire ait eu lieu comme par enchantement , et sans effets locaux remarquables. Cependant, dès le 12 , la plaie rendit un suintement ichoreux ; le 13 , la suppuration était fétide ; la plaie était violette ; on la pansait avec une décoction antiseptique. Il était évident que la gangrène régnait dans les régions iliaque et lombaire. En voici une preuve matérielle , puisée dans l'Auteur : « En dehors du péritoine , dit-il , et dans la région lombaire , il y avait beau-coup de putrilage , quoique l'engorgement qui avait fait craindre un foyer de suppu-ration dans cette partie , fût dissipé depuis plusieurs jours. (Page 19 , art. Autopsie. » )*

Vous en étiez-vous *aperçu* plutôt, vous M.ʳ M. qui m'avez toujours accompagné dans mes visites à P. CLECK ? M.ʳ DURET , qui le voyoit tous les jours ( le malade *étoit dans sa salle* ) , s'en étoit-il *aperçu ?* Non , sans doute , puisqu'il n'a rien changé au pansement. Donc , la tumeur n'a changé d'état que dans l'intervalle de la visite du matin à celle du soir , et ce n'est qu'alors que vous et moi nous avons pu *nous en apercevoir.*

Où avez-vous pris , M.ʳ M. , que , dès le 12 , la plaie rendit un suintement icho-reux ; que , le 13 , on la pansoit avec une décoction antiseptique ? Dans votre imagi-nation , sans doute ; car le cahier des visites , ainsi que les bons particuliers , que vous avez cependant furetés , ne font mention nulle part qu'une décoction antiseptique ait été prescrite et appliquée localement , ni le 12 ni le 13 : à moins que vous ne preniez pour un topique , une décoction de kina édulcorée avec le sirop d'écorces d'oranges , et rendue plus stimulante par l'addition de la teinture de kina , de l'eau de mélisse et de l'eau de cannelle ; ce qui seroit par trop fort. Je trouve même , dans mon mémoire , la preuve du contraire ; on y lit, en effet (*p.* 18) :

« Les 12 , 13 et 14 , même état , mêmes » prescriptions. »

Les prescriptions , depuis le 12 au matin jusqu'au 14 au matin inclusivement , ont donc été les mêmes que celles du 11 ; et , le 11 , il n'est pas question de pansement fait avec une décoction antiseptique.

« Le 14 , à la visite du soir , on s'aperçoit » que la tumeur a augmenté de volume : » elle est pâteuse, d'un rouge violet , sans » douleur , mais toujours circonscrite. La » plaie, qui jusque là ( jusqu'au 14 au soir , » par conséquent ) n'avoit exigé que des soins » de propreté , présentoit le même aspect. »

Si la plaie n'a exigé que des soins de propreté , jusqu'au 14 au soir , elle n'a donc pas , dès le 12 , rendu un suintement icho-

*Qu'est-ce que c'est que beaucoup de putrilage dans un lieu où le tissu cellulaire abonde, lorsque ce putrilage est le résultat d'une inflammation des plus intenses qui a disparu d'une manière subite ? . . . . . Le problème n'est assurément pas difficile à résoudre. Cependant, comme les personnes qui n'ont pas vu ne peuvent avoir que des idées très-imparfaites de ce qui existait, il me semble que, pour ne pas s'exposer à de fausses interprétations, il eût été plus précis, plus clair, et beaucoup plus vrai de dire que la mortification s'était emparée du tissu cellulaire sous péritonéal, depuis le bassin jusque sous le diaphragme ; qu'abreuvé par une quantité considérable de sucs, il était tombé en déliquium : on aurait pu ajouter que les muscles psoas et iliaque étaient grandement altérés dans leur couleur et dans leur consistance, etc., etc. En indiquant avec exactitude les systèmes lésés et le degré de leur altération, il n'eût point été difficile de se rendre raison de la vraie cause de mort, même de quelques phénomènes sympathiques assez remarquables. Par exemple, on aurait très-bien conçu pourquoi les phénomènes mécaniques de la respiration ont été aussi gênés depuis le 7 jusqu'au 14. Cette toux continuelle et incommode qui mit dans la nécessité de recourir à un lok blanc avec landanum et eau de cannelle, n'eût point été hors de la portée de la physiologie positive..... Mais je ne songeais plus que l'Auteur a oublié de parler de cet épiphénomène ! . . . . . .*

*Sans avoir égard à tout ce qui s'est passé de plus frappant et de plus remarquable,* l'Auteur pense que la mortification est le résultat de la non-absorption des caillots qui, agissant alors comme corps étrangers, ont produit un désordre local que l'adynamie a aggravé au point de causer la gangrène et la mort. ( *Page* 21. )

*Essayons de prouver qu'il n'existait que peu ou point de caillots dans la tumeur, et l'explication tombe d'elle-même.*

reux ; elle n'a pas été pansée, le 13, av une décoction antiseptique.

« Qu'est-ce que c'est que beaucoup » putrilage, etc. ? » C'est l'effet de la mort fication qui, de la tumeur, a gagné le tiss cellulaire environnant. Cette terminaison n rien de surprenant chez un vieillard dé affoibli par une fièvre adynamique.

M.ʳ M. n'ignore pas que le premier effe de la sortie du sang hors de ses vaisseaux, e la coagulation de ce fluide, et il veut essaye

Toute

*Toutes les fois que le sang est hors des voies de la circulation , il se coagule , il se décompose et forme , en se dépouillant de ses parties les plus fluides , des concrétions d'une fermeté , d'une consistance quelquefois considérables ; lesquelles concrétions , appliquées couche par couche , forment une poche qui oppose au cours du sang une barrière souvent insurmontable. Lorsque ces concrétions fibrineuses se sont amoncelées en grand nombre , les battemens de la tumeur anévrismale s'obscurcissent d'abord , puis disparaissent complètement ; c'est alors que la maladie est difficile à reconnaître et à caractériser. Les erreurs commises par tant de Praticiens à qui il est arrivé d'ouvrir des anévrismes , croyant ouvrir des abcès ou d'autres tumeurs , ne sont dues qu'à l'espèce de métamorphose qui , par l'absence des pulsations , s'est opérée dans la tumeur même.*

*L'absence des pulsations , une dureté plus ou moins considérable de la tumeur , sont donc des signes pathognomoniques de l'existence de caillots durs et consistans , comme aussi une mollesse considérable , des pulsations vastes et distinctes dans tous les points de la tumeur , sont des signes certains de leur non-existence. Or , si l'on réfléchit que chez* CLECK *l'anévrisme a toujours conservé ces deux derniers caractères , mollesse et fluctuation , qu'une heure après l'opération la tumeur s'était affaissée ( p. 15 ) , on concevra aisément que les caillots renfermés dans le sac n'étaient ni nombreux , ni denses.*

de prouver qu'un anévrisme qui avoit six pouces dans son grand diamètre et cinq dans l'autre ( *Voyez son mémoire , page* 24 ) , ne contenoit que peu ou point de caillots. S'il trouve dans l'Ecole un élève assez ignorant pour donner dans une pareille absurdité , j'adopte sans examen ses conséquences : mais étant démontré , comme deux et deux font quatre , que la chose est impossible , il est évident qu'*elles sont tirées par les cheveux.*

Si , comme le prétend M.ᵣ M. , la tumeur avoit toujours conservé pour caractères , *mollesse et fluctuation ,* signes de la non-existence des caillots , rien ne s'opposant à la rentrée du sang dans le tube artériel , elle eût cédé complétement à la compression ; ce qui n'a jamais eu lieu. D'où il faut conclure que M.ᵣ M. est encore une fois à côté de la vérité , malgré les inductions qu'il tire des expressions suivantes extraites de mon mémoire ( *page* 15 ) :

« *Une heure après l'opération..... la tu-* » *meur s'étoit affaissée.* »

En effet , M.ᵣ M. prenant le mot *affais-sement* pour l'équivalent du mot *disparition ,* imagine que j'ai voulu dire qu'une heure après l'opération , la tumeur n'existoit plus ; tandis que j'ai dit seulement que la tumeur avoit diminué de volume , s'étoit affaissée

*Ceci n'est, il est vrai, qu'une probabilité qui n'a de force et de poids que ce que chacun veut bien lui donner ; mais l'Auteur a lui-même changé, par ses expressions, cette probabilité en certitude.*

*EN EFFET, s'il eût existé un grand nombre de caillots, au lieu de dire (art. autopsie, page 20), lorsque la tumeur fut ouverte, on en retira un caillot d'une odeur fétide, ne se fût-il pas expliqué d'une manière différente ? Ce n'est donc pas par leur nombre que les caillots ont pu faire naître quelques accidens.*

*SERAIT-CE par une influence délétère ? Il suffit de réfléchir à ce qui se passe dans les anévrismes opérés par le procédé de HUNTER, ou dans ceux qui se guérissent spontanément, pour rejeter toute idée de ce mouvement de fermentation putride que l'Auteur suppose avoir eu lieu dans les caillots sanguins ; car pour ne pas s'abandonner entièrement aux écarts où l'imagination souvent nous entraîne, voici, je crois, ce qu'on peut dire de plus clair à ce sujet.*

*LORSQU'UN anévrisme est parvenu à la seconde période, si les concrétions sont dis-*

enfin, à raison de l'écoulement de la portion de sang fluide qu'elle contenoit dans la partie du membre située au dessous ; et la preuve la plus convaincante que le mot *affaissée* ne peut raisonnablement être pris dans une autre acception, c'est que dans le même paragraphe (*p.* 16, *l.* 17), je dis : « Le 4, à » huit heures, le pouls est assez régulier ; » la tumeur *dure* n'a pas diminué » (bien entendu que c'est du volume auquel elle étoit réduite une heure après l'opération). D'ailleurs, si j'avois besoin d'autorités pour confirmer la justesse de cette expression, je citerois SCARPA et PELLETAN, qui l'emploient dans le même sens.

Je dois faire observer que *la dureté* de la tumeur, à cette époque, est une nouvelle preuve de l'existence des caillots et de leur densité.

Ce n'étoit pas la peine d'annoncer la chute de l'explication que j'ai donnée des phénomènes observés dans la tumeur de P. CLECK, pour convenir si-tôt que toutes les objections n'aboutissent « qu'à *une probabilité* qui n'a » de poids que ce que chacun voudra lui » donner. »

Vous devriez vous rappeler mieux que personne, M.r MIRIEL, puisque c'est vous qui, comme Prévôt de chirurgie, avez fait l'autopsie de P. CLECK, que les caillots tombés en déliquescence ne formoient plus qu'une masse de peu de consistance, et que, par conséquent, ces expressions : « *lorsque* » *la tumeur fut ouverte, on en retira un* » *caillot d'une odeur fétide,* » sont de la plus grande exactitude.

*posées de manière à pouvoir, par leur poids, affaisser l'artère et en rapprocher les parois, irritée par cette compression mécanique, elle s'enflamme ; le sang cesse d'y passer, le tube artériel s'oblitère.*

*Les concrétions fébrineuses qui, dès ce moment, ne peuvent plus être alimentées, ou plutôt accrues par le sang, éprouvent un léger mouvement de décomposition, qui en favorise peu à peu l'absorption complète : alors l'individu est radicalement guéri. Si l'absorption ne se fait pas entièrement, elles peuvent, à la vérité, agir comme corps irritant mécanique ou chimique, et faire naître un désordre plus ou moins étendu.*

*Mais l'Auteur ne doit point oublier, 1.° que le travail de l'absorption ne peut commencer qu'après l'oblitération de l'artère ; que, sans cette condition essentielle, le sang dépose sur les couches fibrineuses une quantité de matière, supérieure de beaucoup à celle qui peut être enlevée par le système absorbant. La marche ordinaire et constante des anévrismes, soit qu'ils se développent avec lenteur ou avec rapidité, met cette vérité hors de toute espèce de doute.*

*2.° Que le mouvement de fermentation putride dont il parle, n'a point lieu quand le sang épanché est à l'abri du contact de l'air ; qu'il n'éprouve, dans cette circonstance, que la séparation spontanée de ses élémens ; que, lorsqu'il dégénère, ce n'est qu'après avoir fait naître une altération quelconque du foyer qui le renferme, ou lorsque l'art en a fait l'ouverture. (Pelletan, Clinique chirurgicale.)*

*Or, comme l'Auteur démontre par son autopsie que l'oblitération de l'artère n'était pas même commencée, il est évident que l'époque à laquelle le travail de l'absorption devait paraître était encore très-éloignée ; que par conséquent l'absorption n'a point été en défaut.*

Je sais tout aussi bien que vous, M.ʳ M., que, tandis que la tumeur est alimentée par le sang, les caillots n'éprouvent pas le mouvement de décomposition qui précède leur absorption ; mais vous, M.ʳ M., vous paroissez avoir oublié ce que vous avez dit dans votre *Version de 1810* ( *page 27* ) :

« Six jours après l'opération, il n'est point » survenu d'accidens, et tout annonce une » guérison certaine. » C'est bien là cependant avouer implicitement que le sang n'arrivoit plus à la tumeur. Or il est certain que, dès le jour de la ligature, le sang fluide arrêté à l'entrée du sac par la résistance que lui opposoient les caillots qui y étoient renfermés, a cessé de déposer sur eux une quantité de matière, supérieure de beaucoup à celle qui peut être enlevée par le système absorbant.

M.ʳ Pelletan, dans son excellent Mémoire sur les épanchemens sanguins, n'a pas pu dire que le sang épanché et à l'abri du contact de l'air ne dégénéroit jamais, qu'après avoir fait naître une altération quelconque du foyer qui le renferme ; ce qui supposeroit que l'altération du sang ne peut pas avoir lieu *spontanément* : qu'elle est toujours l'effet de celle des parois de son foyer ; ce qui n'est pas assez généralement avoué pour faire loi.

Et les ligatures donc, M.ʳ M., est-ce qu'elles étoient là pour rien ? Ne s'opposoient-elles pas toujours à l'arrivée du sang ? J'ai prouvé jusqu'à satiété que le sang ne pouvoit pas arriver et n'arrivoit plus en effet à la tumeur, du moment où l'iliaque externe a été liée. En conséquence, si la tumeur n'avoit rien perdu, le 14 au matin, du volume auquel l'absence du sang fluide l'avoit réduite une heure après l'opération, c'est que l'absorption étoit en défaut.

*Comme il est clairement démontré, ainsi que nous le verrons plus amplement par suite, que le sang parvenait aisément dans la tumeur ; comme elle n'a point été ouverte du vivant du malade, il est bien évident aussi qu'on ne peut admettre la possibilité du mouvement de fermentation putride dont parle l'Auteur. Il me semble du moins avoir donné quelques bonnes raisons en faveur de la négative.*

*L'explication de M.' Delaporte, et les conséquences qu'il tire de la non-absorption, reposent donc sur des idées purement fictives.*

*Les symptômes sur lesquels il se fonde n'ont commencé à paraître que douze jours après l'opération ( pag. 20 et 21 ), deux jours avant la mort ; mais depuis long-temps la gangrène s'était manifestée aux lombes. Ces symptômes étaient inséparables d'une terminaison de ce genre ; mais ils ne changent point au fond le caractère de l'affection. La gangrène du tissu cellulaire des lombes n'est survenue que par excès d'action. Les forces vitales ont été étouffées sous le poids de l'accumulation des liquides attirés au centre de l'irritation. C'est une inflammation phlegmoneuse, essentielle et idiopathique qui s'est terminée par la gangrène. La mortification devait nécessairement faire sentir aux parties voisines sa funeste influence : c'est ainsi que la gangrène est parvenue à la tumeur.*

*Je ne sais si les symptômes adynamiques qui se sont montrés alors, peuvent être considérés comme constituant une fièvre adynamique essentielle ; maladie qui se caractérise particulièrement par un défaut d'énergie et de réaction inaperçus jusqu'alors, ainsi que le prouvent les symptômes et le traitement observés et décrits par l'Auteur, pendant les quatre premiers jours ; il y a eu oppression, et non pas prostration des forces.*

*« Quelquefois, dit Bichat, le sys-*
*» tème cellulaire exerce une influence sym-*
*» pathique sur les autres organes. Dans les*
*» phlegmons très-intenses, on voit souvent*

Cette démonstration là ne frappera que vous, M.' M.

« *Il me semble du moins.....* » Après une assertion formelle, M.' M. se relâche toujours un peu, tant il se méfie de la validité de ses *bonnes* raisons.

» *se manifester des dérangemens dans les*
» *fonctions du cerveau, du cœur, du foie,*
- » *de l'estomac, et survenir un état de dé-*
» *lire, un embarras gastrique, ou quelque*
» *fièvre concomitante plus ou moins grave.* »

Ubi peracutus est morbus statìm extremos labores habet.  Hippocrate.

*Trois jours après la disparition subite et complète de l'engorgement des lombes ; disparition qui, je le répète, a été accompagnée de tous les phénomènes généraux qui caractérisent la gangrène,* l'Auteur dit que le membre était dans le meilleur état possible ( page 18 ). *Comment se fait-il donc qu'oubliant ce qu'il a formellement avancé, il explique la mort par le désordre qui est résulté de la non-absorption des caillots !*

*Les symptômes adynamiques ont été, même de son aveu, très-antérieurs au désordre local. Ce désordre n'a précédé la mort que de quarante-huit heures : il s'est, dit-il, borné aux parties les plus voisines de la tumeur* ( page 21 ). *Il était donc très-peu étendu !.... Il ne s'était point établi sur des parties assez essentielles pour entraîner, dès son apparition, la perte des fonctions dont l'ensemble constitue la vie !.....*

*L'individu était donc sur le point de périr, quand la mortification a paru sur la tumeur. L'Auteur a donc confondu les effets avec les causes ; son opinion sur les causes de mort n'a donc pour appui que des idées visiblement chimériques.*

*Il ne me serait pas impossible de cumuler d'autres faits, d'entrer dans des considérations non moins concluantes, pour démontrer la vérité de mes propositions ; mais en observant avec soin l'ordre dans lequel les phénomènes se sont développés, il ne sera pas difficile d'en saisir les traits, de démêler les complications, de juger de la valeur des symptômes, et de les coordonner d'une manière régulière. J'ai d'ailleurs voulu m'attacher uniquement aux choses les plus palpables. J'ai fait tous mes efforts pour ne pas m'écarter, par le raisonnement, de ce*

P. Cleck n'est mort que 48 heures après l'apparition de la mortification, et personne n'ignore qu'il ne faut pas aussi long-temps pour que la gangrène fasse de très-grands progrès sur un homme de 60 ans, atteint déjà d'une fièvre de mauvais caractère.

Il n'y en a déjà que trop, puisqu'ils ne prouvent rien ; et tel qu'il est, le mémoire, au lieu de l'épigraphe dont l'Auteur l'a décoré, justifieroit assez bien celle-ci :

*Rudis indigestaque moles.*

*qui me paraît, sinon entièrement avéré, au moins fondé en raisons et en probabilités, bien convaincu que cette logique raffinée, à l'aide de laquelle on peut répandre de la clarté sur l'ombre, n'est pas une chose ici très-nécessaire.*

*LES désordres dont on parle dans l'autopsie cadavérique, pourront en outre contribuer puissamment à la découverte d'une vérité qui vient à l'appui de tout ce que j'ai avancé précédemment.*

*EN supposant même qu'il ne fût survenu aucun des accidens qui ont déterminé la gangrène du tissu cellulaire sous-péritonéal, la ligature de l'artère iliaque externe ne pouvait être suivie de succès. Voici les preuves irréfragables sur lesquelles je fonde mon raisonnement.*

*1.º LA ligature n'avait point produit sur le tube artériel, l'effet nécessaire pour parvenir au but désiré. L'adhésion de ses parois ne s'était point faite; la cavité artérielle ne s'était point effacée; aucun corps susceptible de s'opposer au passage du sang n'y était contenu. On put aisément y introduire une sonde à poitrine.*

*LA ligature avait donc essentiellement manqué son but.*

*2.º CET inconvénient majeur n'était pas le seul obstacle à la guérison. L'artère était rupturée entièrement; l'extrémité supérieure était près du ligament de fallope, tandis « que l'inférieure, dit M.r DELAPORTE, » distante de quatre pouces, présentait un » double orifice formé par la fémorale et » la profonde, qui ne tenaient ensemble que » par l'espèce d'éperon qu'elles forment en se » séparant » ( page 20 ).*

*IL est donc évident que le sang fourni par l'hypogastrique à la fémorale profonde, était versé en totalité dans la poche ané-*

Mais, M.r M., ce sont les accidents survenus qui ont empêché l'effet de la ligature sur l'artère, et sans eux, il n'y a pas d[e] raisons pour que l'oblitération de son cana[l] n'eût pas lieu. D'ailleurs, quoi que vous e[n] disiez, les ligatures ne s'étoient pas relâchées et non-seulement on n'introduisit pas un[e] sonde à poitrine dans l'artère, mais mêm[e] l'injection poussée avec force par l'iliaque après la naissance de l'hypogastrique, n[e] put jamais franchir l'obstacle qu'elles met toient à son passage : ce ne fut que par cett[e] dernière qu'on parvint à injecter la cuisse[.] Si l'artère avoit permis l'introduction d'un[e] sonde à poitrine, à plus forte raison ell[e] eût livré passage à une colonne de sang asse[z] forte pour prévenir la décomposition de[s] caillots. Convenez, M.r M., que c'est encor[e] un fait de votre invention, et que vous n'ête[s] pas heureux en inventions.

Dites : *La ligature n'avoit pas encore atteint son but,* et non pas : *La ligature avoi[t] essentiellement manqué son but.*

Le sang de l'épigastrique et de l'iliaqu[e] coronaire, celui fourni par l'hypogastriqu[e] à la fémorale profonde, n'étoit point vers[é] *vrismale, ainsi que celui de l'épigastrique et de l'iliaque antérieure ou coronaire ; que l'artère crurale n'en recevait qu'en puisant dans l'anévrisme même ; cavité intermédiaire formant une espèce d'entrepôt nécessaire à la circulation du membre.*

*LA guérison en était donc physiquement impossible.*

dans la tumeur , puisque les pulsations ont été anéanties sans retour , dans l'anévrisme , du moment où l'iliaque externe a été liée. La vie ne s'est cependant pas éteinte dans le membre , preuve que la circulation y étoit assez régulière. Je conclurai donc de l'opinion de M.ᵣ M. sur l'impossibilité physique de la guérison , que le mécanisme de la circulation , dans ce cas, est au dessus de sa portée : essayons cependant de le lui faire comprendre par un résumé fidèle des connoissances angiologiques positives , dont nous sommes particulièrement redevables aux travaux du célèbre SCARPA.

Lorsque la circulation est interceptée dans la fémorale superficielle à cause d'une ligature placée au tiers supérieur de la cuisse , par exemple , ce tronc est suppléé par les communications qui ont lieu entre la fémorale profonde et la superficielle prête à devenir poplitée , particulièrement au moyen des anastomoses que la circonflexe externe et les artères perforantes entretiennent avec les rameaux inférieurs de la fémorale superficielle et avec les articulaires du genou. Il résulte des communications nombreuses de ces différents rameaux , de celles du périoste du fémur , de celles , quelque déliées qu'elles soient , qui ont lieu entre les artères du tissu cellulaire , enfin des anastomoses prodigieuses des artères des téguments qui recouvrent la cuisse depuis la fesse jusqu'au genou, artères qui tirent également leur origine de l'artère fémorale profonde et de la fémorale superficielle, que les voies par lesquelles le sang peut arriver à la poplitée , et par conséquent aux artères de la jambe et du pied, s'accroissent considérablement , malgré que l'artère fémorale superficielle soit oblitérée , gênée ou liée artificiellement dans les divers points de tout le trajet qu'elle parcourt depuis l'origine de la fémorale profonde jusqu'au genou.

Une observation consignée par le professeur PELLETAN dans son Mémoire sur les anévrismes externes soumis à l'opération , confirme ces détails anatomiques. (*Voyez sa Clinique chirurgicale , tome I.ᵉʳ , page* 160.)

» A l'ouverture du corps, dit ce savant
» professeur, je trouvai l'artère fémorale,
» saine seulement dans deux pouces de lon-
» gueur, au dessous de l'arcade crurale ;
» elle sembloit se terminer dans l'artère pro-
» fonde supérieure et interne : c'étoit cette
» branche unique qui avoit fourni la nour-
» riture au membre. »

(*Et page* 161.) « Cette observation inté-
» ressante, même dans son funeste événe-
» ment, fait voir d'abord qu'il suffit d'une
» grosse branche fournie par un tronc ar-
» tériel, pour porter la nourriture dans
» toutes les ramifications que le tronc lui-
» même devoit entretenir par tous les points
» de sa longueur ; mais que ces branches
» subalternes ne sont pas capables de fournir
» du sang au tronc dont elles en recevroient
» s'il n'étoit oblitéré. En effet, nous avons
» vu l'artère fémorale rendue nulle dans
» presque toute la longueur de la cuisse et
» du jarret ; d'où il résulte que toute la
» longueur du membre n'avoit été nourrie
» que par les communications de l'artère
» profonde supérieure et interne avec les
» branches subalternes, qui ont elles-mêmes
» porté le sang dans les tibiales et les pé-
» ronières, sans l'avoir jamais versé dans le
» tronc artériel principal. » Désormais il ne
sera plus difficile à M.' MIRIEL de se rendre
raison de ce qui s'est passé chez P. CLECK. Il
concevra, j'imagine, qu'il n'étoit pas nécessaire que le sang fût déposé directement par
le tronc de la crurale, dans la fémorale
profonde, pour que celle-ci le transmît à
tout le membre ; qu'il suffisoit qu'il y arrivât
en proportion convenable, et ses fortes et
nombreuses anastomoses avec l'artère hypogastrique ne laissent aucune inquiétude à
cet égard : il concevra qu'ayant éprouvé de
la part des caillots exactement appliqués sur
l'embouchure de la fémorale profonde dans
le sac, un obstacle qu'il avoit d'autant moins
la force de surmonter que sa marche étoit
rétrograde, le sang, au lieu d'entrer dans
la tumeur pour être repris par l'embouchure
de la fémorale superficielle, a enfilé les rameaux

*CETTE seule considération anatomique aurait dû suffire, ce me semble, pour conduire l'Auteur à des conclusions entièrement opposées à celles qu'on trouve dans son mémoire.*

*J'AI dit précédemment : L'opération de COOPER n'est pas un argument irrésistible. Les détails de ce fait ne me paraissent point, à la vérité, exposés avec l'étendue et la clarté nécessaires pour qu'on puisse en tirer des conséquences en faveur du procédé opératoire.*

*EXAMINONS cette question soigneusement et avec impartialité.*

*LE malade, qui est le sujet de l'observation, a fait 120 milles sur l'impériale d'une voiture pour se rendre à Londres ; il a été par conséquent exposé à des secousses plus que suffisantes pour établir au lieu malade une irritation inflammatoire vive. Ceci n'est point une conjecture ; c'est une vérité mise en évidence par COOPER lui-même.*

*« EN EFFET, trois jours après l'arrivée
» du malade à Londres, la tumeur changea
» de couleur ; elle paraissait enflammée et
» livide, avec des taches..... La peau était
» tendue, mince, inégale et saillante sur*

meaux de communication dont je viens de parler, avec une facilité et une promptitude dont on peut se faire idée d'après l'intégrité de la fémorale superficielle depuis la tumeur exclusivement jusqu'à son passage à travers le troisième adducteur. Si cette explication ne paroît pas assez claire à M.ʳ MIRIEL, il trouvera dans la traduction de SCARPA par M.ʳ DELPECH (*page* 40, *chap.* 2, *parag. VII, VIII, IX et X* ), des détails trop circonstanciés pour lui laisser rien à désirer ; et si, après cette lecture, il est encore évident pour lui que le sang ait alimenté la tumeur de P. CLECK, s'il croit encore à l'impossibilité physique de guérir un anévrisme inguinal par la ligature de l'artère iliaque externe, à raison *des dispositions respectives de la tumeur et des vaisseaux susceptibles d'alimenter la cuisse*, je le déclare incurable.

« Ces considérations anatomiques suffiront, j'espère, pour conduire l'Auteur à des conclusions entièrement opposées à celles qu'on trouve dans son mémoire. »

Laissons M.ʳ M. aux prises avec COOPER : ce sera la lutte du pot de terre contre le pot de fer ; et vous n'êtes pas le pot de fer, M.ʳ M., je vous en avertis.

» quelques points colorés de rouge ou de
» pourpre, avec des nuances différentes. »

CES expressions, qui sont celles de COOPER,
n'ont pas besoin, je pense, d'être com-
mentées, pour démontrer dans quel état se
trouvait dès-lors la tumeur anévrismale. On
ne peut se dissimuler que la gangrène s'était
déjà emparée de la tumeur, avant que l'il-
lustre praticien anglais eût exécuté l'opération dont il s'agit. Comme aucun signe
ne pouvait annoncer d'une manière très-posi-
tive si l'artère était ou n'était pas oblitérée;
que, dans cette dernière hypothèse, l'ouverture spontanée de la tumeur aurait été
suivie d'une hémorragie promptement mortelle, la ligature de l'artère iliaque externe
que COOPER fit le même jour 22 juin,
était la seule opération qui pût mettre la
vie du malade à l'abri d'une crevasse im-
minente; et, sous ce seul rapport, la conduite de COOPER mérite les plus grands
éloges. Mais ce qui est ultérieurement arrivé,
semble démontrer jusqu'à l'évidence que les
craintes de COOPER se sont par hasard trou-
vées sans fondement.

EN EFFET, « le huitième jour de l'opé-
» ration, dit-il, la peau s'étant graduel-
» lement altérée sur la tumeur, s'ulcéra,
» et laissa écouler du sang noir grumeleux.
» On réduisit cette tumeur par la pression,
» à un sac noirâtre, vide et flasque, sur
» lequel on mit une éponge mouillée de
» vinaigre et d'eau. La peau tomba bientôt,
» et il en résulta une profonde cavité, qui
» fut pansée avec de la charpie et un cata-
» plasme, etc., etc. »

D'APRÈS ces détails, il est bien évident
que le sac et les caillots qu'il contenait ont
été frappés de putréfaction; que l'artère fémorale a dû, par conséquent, rester comme
isolée au milieu de cette vaste cavité.

OR, je le demande : Si elle n'avait pas
été oblitérée, le malade n'aurait-il pas eu
une hémorragie considérable? car on ne doit
point oublier que, malgré la ligature de
l'artère iliaque externe, l'épigastrique et
l'iliaque antérieure ou coronaire peuvent en-

*core recevoir beaucoup de sang ; que l'artère fémorale profonde ou petite crurale étant elle-même très-rapprochée du lieu de la déchirure , une partie du sang qu'elle reçoit de l'hypogastrique peut refluer aisément dans l'anévrisme : cependant il n'y a point eu d'hémorragie , malgré que , par des pressions , le sac anévrismal ait été vidé entièrement. Il n'existait donc plus de communication entre l'artère malade et le sac anévrismal. L'artère fémorale était donc oblitérée.*

*CETTE conséquence est juste ; mais on m'objectera peut-être que l'oblitération dont je parle , et qui est incontestable , peut avoir été le résultat de l'opération de COOPER. Voilà ce qu'il faudrait prouver ; mais je doute qu'il soit possible d'y parvenir. Cette oblitération eût été bien rapide ! On ne peut d'ailleurs compter sur ce phénomène que par la suspension absolue du cours du sang. Or , les détails anatomico-physiologiques dans lesquels je suis précédemment entré , prouvent que la ligature de l'iliaque externe ne peut empêcher le sang de parvenir dans le tronc de la fémorale. L'oblitération de ce dernier tronc n'a donc pas été le résultat de l'opération.*

*« LES rapprochemens n'ajoutent point un*
*» nouveau fait aux faits aperçus : mais*
*» ils nous aident à mieux saisir leurs re-*
*» lations , à les résumer , à les disposer*
*» dans un système plus favorable pour les*
*» opérations de l'entendement , et , par-là*
*» même , à leur donner des signes métho-*
*» diques qui en facilitent l'étude. »*

DEGERANDO.

*AINSI , en comparant ce fait aux faits cités par GAVINA et CLARCK , on ne peut s'empêcher de reconnaître une parfaite analogie.*

C'est à vous à prouver le contraire.

On l'a obtenue en moins de temps que cela : d'ailleurs , si elle doit être rapide , c'est sur un homme jeune , et le sujet de l'observation de M.ᵣ COOPER n'avoit que trente ans.

Liberté de croyance , M.ᵣ MIRIEL.

( Ici se trouvent deux observations dont l'Auteur étaye son raisonnement : elles ne peuvent être utiles qu'aux Médecins ; ils les trouveront *pag.* 170 , 171 *et* 338 de l'ouvrage de SCARPA sur l'Anévrisme. )

*PERSONNE n'osera , je pense , affirmer qu'il n'existe pas entre les faits de COOPER , de CLARCK et de GAVINA , la plus frappante conformité.*

*Je puis donc avancer, avec les plus grandes apparences de raison, que l'observation de* COOPER *prouve, d'une manière presque intuitive, que la guérison n'a point été le résultat de la ligature de l'artère iliaque externe, mais bien de l'inflammation vive qui s'est emparée de la tumeur avant que le malade ait été opéré.*

Les plus grandes apparences sont souvent trompeuses.

( Ici se trouve un extrait de SCARPA, *pag.* 228 *et* 229. )

*SI tout ce qui vient d'être dit par* SCARPA [« *dont l'autorité est d'un si grand poids en* » *chirurgie* » *n'était pas arrivé au malade opéré par* COOPER, *il n'y a point de doute qu'à l'instant où l'ouverture de la tumeur s'est faite, une hémorragie plus ou moins considérable aurait eu lieu.*

*L'OBSERVATION de* COOPER *vient donc confirmer la doctrine de* SCARPA, *relativement aux effets de la gangrène sur le tube artériel; elle ne prouve nulle autre chose.*

*MON assertion paraîtra moins douteuse, si l'on veut bien considérer que le malade dit, le jour de l'opération, que sa cuisse droite n'était ni plus froide, ni plus engourdie que la gauche; que pendant la cure,* COOPER *ne sentit pas de différence dans la chaleur des extrémités.*

*SI l'opération seule eût présidé aux changemens de l'ordre circulatoire, aurait-on observé d'aussi satisfaisans phénomènes? Tout annonce donc que l'oblitération du tronc de la fémorale existait avant l'opération; que déjà le sang avait trouvé le moyen de parvenir à l'extrémité inférieure, et d'y entretenir la chaleur et la vie; que l'incertitude du diagnostic, pour ce qui est relatif à l'état du tube artériel, seule, a pu déterminer* COOPER *à faire la ligature de l'iliaque externe.*

Pourquoi non? La sensibilité et la chaleur étoient naturelles chez le sujet de mon observation, vingt-quatre heures après l'opération; la dernière seulement étoit un peu moins forte dans les orteils qui suivent le pouce, et cependant P. CLECK avoit la moitié plus d'âge que le sujet opéré par COOPER.

*DANS tout ce qu'il a fait, dans tout ce qu'il dit, je ne vois rien qui indique autre chose qu'une opération insolite faite dans un cas d'urgence.* COOPER *a communiqué le fait sans se permettre la moindre réflexion, sans en tirer aucune conséquence pour la pratique. Cela prouve assez clairement qu'il n'a point eu l'idée de proposer son opération, comme devant servir de règle ordinaire de conduite.*

## EN RÉSUMÉ.

*LA mort de Pierre* CLECK *ne me semble due ni au défaut d'absorption des caillots sanguins, ni à la mortification qui s'est manifestée à la tumeur, attendu qu'*elle s'est bornée aux parties les plus voisines (*pag.* 21 ), *et qu'elle n'a commencé à paraître qu'à l'instant où le malade était sur le point d'expirer.*

*ELLE a été le résultat de la gangrène du tissu cellulaire sous-péritonéal ; terminaison fâcheuse qui n'a rien de surprenant, lorsqu'on songe à la facilité avec laquelle le système cellulaire qui tapisse les régions lombaires et pelviennes se laisse pénétrer par les fluides ; à la rapidité avec laquelle les inflammations aiguës qui ont leur siége à cet endroit parcourent leurs périodes, et même à la tendance naturelle qu'elles ont à se terminer par la mortification.*

*SI, comme l'Auteur le dit ( page 22 ),* « *l'anatomie et la pathologie sont d'accord* » *pour démontrer, de la manière la plus* » *incontestable, que l'oblitération de l'iliaque* » *externe n'empêche pas la cuisse de rece-* » *voir une quantité de sang suffisante pour* » *y entretenir la vie* » ( *ce que je suis loin de contester, sur-tout pour ce qui est relatif à l'anatomie ), le raisonnement démontre aussi que dans le cas d'anévrisme de la fémorale, la ligature de l'iliaque externe ne peut nullement atteindre le but que se propose l'art de guérir.*

*Je crois avoir démontré la vérité de ces diverses propositions par les preuves les plus authentiques.*

*L'OPÉRATION que propose M.* DELA-PORTE, *comme moyen par excellence, ne peut donc être préférée aux procédés de* DESAULT, *d'*ABERNETHY *et de* SCARPA,

Ah ! je respire ; nous voilà, enfin, au résumé.

*Ne me semble*..... Cette locution qui équivaut bien à celle-ci : *Je ne suis pas sûr*, revient si souvent dans le mémoire de M.ʳ M. qu'il n'est pas inutile de la faire remarquer au lecteur.

M.ʳ M. conclut de tout ce qu'il vient de délayer dans un commentaire bien long et bien fastidieux, que P. CLECK est mort de la gangrène du tissu cellulaire sous-péritonéal. — Oui, Monsieur, et je dois vous observer que vous n'avez pas répondu à ce point de la question. — Pas plus qu'au roman que vous avez broché sur la marche des accidents qui ont précédé la mortification de ce tissu cellulaire. Ce n'est pas qu'il ne me fût tout aussi facile de vous forcer dans ces deux retranchements ; mais, au lieu de perdre mon temps à prêcher un homme disposé à mourir dans l'impénitence finale plutôt que de venir à résipiscence, j'ai préféré me réserver l'avantage de tourner contre vous vos propres armes.

P. CLECK est mort de la gangrène du tissu cellulaire sous-péritonéal. — Soit ; mais cet accident n'étant qu'éventuel, puisque le malade de M. COOPER ne l'a point éprouvé, la mort de P. CLECK n'est pas l'effet immédiat de la ligature de l'artère iliaque externe. La mort de P. CLECK n'est donc pas un argument valide contre la pratique de cette opération.

Vos démonstrations n'ont pas fait fortune jusqu'à présent ; vous serez peut-être plus heureux une autre fois.

Ce n'est pas l'opinion de deux Sociétés savantes, dont l'une a rejeté votre mémoire bien publiquement, comme on a pu le voir dans le Bulletin de la Faculté de médecine de

*quoiqu'il prétende formellement le contraire
( page 22 ). Ce serait admettre une opinion
sans preuves , faire dépendre le salut des
malades , de la probabilité d'une conjecture ,
et fouler aux pieds les avantages qu'on peut
retirer d'une pratique raisonnée de l'art de
guérir pour se livrer à l'aveugle empirisme.*

*QUELLE est , en effet , la cause prochaine
d'un anévrisme ? L'ouverture d'une artère et
l'effusion du sang dans le voisinage.*

*QUELLE est l'indication curative de cette
maladie ? Il est évident que l'indication essentielle et curative est d'oblitérer le vaisseau
au-dessus et au-dessous du lieu dilacéré ou
corrodé.*

*COMMENT peut-on obtenir cette oblitéra-
tion ? On ne peut l'obtenir qu'en s'opposant
à ce que le sang parvienne au lieu où l'artère
est divisée.*

*OR , la ligature de l'artère iliaque externe
ne remplit point cette indispensable indication,
ainsi que je l'ai précédemment démontré.
Cette opération serait donc faite en pure perte.*

*Ces raisons puissantes imposent donc l'obli-
gation formelle de diriger les moyens de
guérison sur le mal même.*

*SI l'on est assez heureux pour pouvoir
placer une ligature au-dessus et au-dessous
de l'ouverture , on peut conserver quelque
espoir ; mais il ne faut pas pour cela se
flatter d'une guérison assurée. Le tronc sur
lequel les ligatures doivent être mises a peu
d'étendue ; l'artère fémorale profonde suit
la même direction que l'artère fémorale superficielle , et lui est intimement collée dans*

Paris , et dont l'autre a accueilli le mien
de manière à exciter les regrets de certain
personnage qui s'étoit bercé de l'idée de faire
cette opération. Ce personnage-là ne seroit-il
pas un peu de votre connoissance , M.ʳ M. ?

Ce sont toutes vos démonstrations qui
restent en pure perte, et c'est dommage ; car
elles sont vraiment belles, vos démonstrations.
Mais démonstrations pour démonstrations ,
j'aime encore mieux les miennes : elles reposent sur des faits , tandis que les vôtres
n'ont pour base que votre raisonnement ;
et vous savez que , dans l'art de guérir , les
faits démentent surtout les mauvais raisonnements. Vous en avez la preuve dans l'observation de P. CLECK , qui donne le démenti
le plus formel à vos raisonnements présents
et futurs.

Les raisons qui ne sont pas raisonnables ,
n'ont jamais eu la puissance d'imposer une
obligation formelle.

*le trajet de plusieurs lignes. Il est difficile de ne pas les comprendre l'une et l'autre dans la ligature. Si cela arrivait, le salut du malade serait bien plus douteux encore ! ....*

C'est, n'en doutons pas, à ces dispositions bien et dûment observées, qu'on doit attribuer la presque impossibilité de réussir, quand l'anévrisme est situé au-dessus de la naissance de la fémorale profonde ou petite crurale; et si les illustres praticiens français qui ont devancé le célèbre professeur de Pavie ne se sont pas, dans leurs écrits, appesanti autant que lui sur les considérations anatomiques qui semblent rendre la cure possible, c'est que leur opinion sur la difficulté de réussir était fondée depuis long-temps sur des résultats positifs. En considérant les choses, l'esprit exempt de prévention, on verra que leur pronostic ne s'écarte pas de la vérité autant qu'on veut bien le croire. Scarpa lui même, qui a fait les plus grands efforts pour démontrer anatomiquement la possibilité d'opérer avec succès un anévrisme inguinal, Scarpa, dont les travaux ont répandu le plus grand jour sur ce qui est relatif à ce point important de doctrine, est loin de se dissimuler le danger que court un individu atteint d'anévrisme vers le haut de la cuisse ( page 332 ).

Le cas lui paraît bien plus grave et bien plus difficile encore, quand l'anévrisme est inguinal proprement dit ; il avoue que son expérience ne lui fournit aucune lumière sur ce point, et qu'il n'a pour guides que les observations de GUATTANI, GAVINA, CLARCK, MAYER ( page 336 ); mais il est loin de regarder ces observations, comme devant suffire pour autoriser la ligature de l'artère fémorale au-dessus de l'origine de la profonde ( page 340 ).

Il est bien moins disposé encore à conseiller la ligature de l'artère iliaque externe, puisqu'il dit ( pag. 336 ) que quand l'anévrisme s'étend non-seulement jusqu'à l'arcade crurale, mais encore vers la crête de l'os des îles..... jamais, en pareil cas, la ligature ne peut être placée que sur l'artère fémo-

Scarpa dit bien ( *page 340* ) : « Si ces faits » paroissent trop peu nombreux pour auto- » riser la ligature de l'artère fémorale com- » mune, au dessus de l'origine de la fémo- » rale profonde, » mais il ajoute : « ils suf- » fisent au moins, à mon avis, pour que » le chirurgien qui, dans ces cas extrêmes, » se verra forcé de lier ou de comprimer » l'artère fémorale contre le pubis, ne perde » pas l'espérance du succès, surtout si le » sujet est jeune et vigoureux. ».

rale commune, au-dessus de l'origine de la profonde.

*Cependant la possibilité de conserver le membre, malgré l'oblitération de la fémorale, au-dessus de l'origine de la profonde, étant démontrée par des faits, si l'on présume qu'il y ait, au-dessous de l'arcade crurale, une assez grande quantité de l'artère, dans l'état sain, pour permettre d'y placer une ligature, il conseille d'entreprendre courageusement l'opération, en considérant néanmoins que ne pouvant compter sur le secours d'un aide, pour suspendre le cours du sang dans l'artère fémorale lésée, tout dépend de l'intrépidité, de l'intelligence et de la dextérité de l'opérateur* ( page 345 ).

*Tout étant disposé,* « *le chirurgien pénétrera, dit-il, avec un bistouri droit dans le bas de la tumeur; d'une main ferme et prompte il ouvrira, d'un seul trait, le sac anévrismal dans toute son étendue, découvrant même l'arcade crurale. Les caillots contenus dans la tumeur s'échapperont, et le sang s'élancera avec une impétuosité effrayante; mais le chirurgien, sans perdre un instant, pénétrera avec le pouce et l'index de la main gauche à travers les caillots et le sang liquide, et ira saisir directement le tronc de l'artère fémorale immédiatement au-dessus du lieu de sa rupture, et suspendra par-là la violence de l'hémorragie* » ( page 346 ).

*Isolant ensuite l'artère de la veine, on place les ligatures au-dessus et au-dessous de la déchirure, etc., etc.*

*Tel est l'avis que* Scarpa *donne dans un cas extrême. Mais quelqu'un se décidera-t-il à tenter une opération du succès le plus incertain, et pendant laquelle le malade peut périr entre les mains de l'opérateur le plus adroit et le plus expérimenté ? Ne suffit-il pas de savoir ce qui est arrivé à* Guattani *pour frémir à l'aspect de celui qui est sur le point de plonger un bistouri dans un anévrisme inguinal, lorsque la précaution la*

Scarpa, en s'exprimant de cette manière « Si ces faits paroissent trop peu nombreu[x] » pour autoriser la ligature de l'artère fémo » rale commune, » ne dit pas que ce soi[t] à lui qu'ils paroissent trop peu nombreux mais seulement à ceux qui ne sont pas auss[i] convaincus que lui de la possibilité de con server la circulation et la vie dans le membr[e] inférieur, après cette ligature, puisqu'il ajout[e] aussitôt : « ils suffisent, à mon avis, pour n[e] » pas faire perdre l'espérance à celui qui » dans ces cas extrêmes, se verra forcé d[e] » lier ou de comprimer cette artère. »

Mais, pour lui, cette conviction est s[i] intime, qu'il s'explique catégoriquemen[t] ( page 345 ) :

« La possibilité de conserver la circulatio[n] » et la vie dans tout le membre inférieur » malgré l'oblitération de l'artère fémoral[e] » au dessus de l'origine de la profonde » étant démontrée par les faits, il me sembl[e] » hors de doute que, dans le cas d'ané » vrisme situé assez haut dans le pli de l'aine » et assez près de l'arcade crurale pour rendr[e] » indispensable la ligature de l'artère fémo » rale commune, il vaut mieux pratique[r] » la ligature de l'artère immédiatement au » dessus de l'origine de la fémorale pro » fonde, ou tout près de l'arcade crurale, » que de s'en rapporter à la compression » même pratiquée à nu, à moins que le » désordre de l'artère ne soit tel, et si près » de l'arcade crurale, qu'il ne reste pas au » dehors de cette arcade une portion suffi » sante d'artère pour y pratiquer convena ». blement la ligature : dans ce cas, il ne » resteroit certainement autre chose à faire » que ce qui a été fait avec succès par » Guattani sur la personne-de Morel. » C'est-à-dire, de découvrir et de comprimer l'artère à nu contre le pubis, etc.

Il est facile de se convaincre que Scarpa n'est pas si loin que le prétend M.r Miriel, de regarder ces observations comme devant suffire à autoriser la ligature de l'artère fémorale commune. Non-seulement il la préfère à la compression; mais il n'omet aucun des

*plus*

*plus nécessaire dans toutes les opérations est interdite ?*

*FÉLIX MOREL, le seul sur qui on ait osé faire une pareille entreprise, perdit douze livres de sang pendant l'opération; ce ne fut qu'après une hémorragie aussi considérable que GUATTANI parvint à établir la compression; chose plus facile cependant, et plus prompte à faire qu'une ligature. Est-il beaucoup d'individus qui puissent survivre, et qu'on puisse exposer à une pareille perte? A part les circonstances périlleuses de l'opération, est-il possible de reconnaître à travers la tumeur anévrismale non encore ouverte, ce désordre de l'artère qui doit rendre toute tentative entièrement infructueuse? Ses tuniques peuvent cependant se présenter dans cet état d'altération, qui rendra l'inflammation adhésive absolument impossible. Ne sait-on pas d'ailleurs que l'ensemble des circonstances favorables au succès, est, dans ce genre d'affection, la chose la plus difficile à rencontrer?*

*CE n'est donc pas sans raison qu'on pourrait regarder encore cette maladie, comme étant presque essentiellement au-dessus des ressources les plus puissantes de l'art, lorsqu'elle a acquis un certain degré de développement.*

*IL n'en serait peut-être pas tout-à-fait de même si l'on pouvait décider un malade à se faire opérer, lorsque la maladie commence, parce qu'alors la compression sur la branche horisontale du pubis pourrait être faite avec assez d'avantage pour arrêter le cours du sang, ou au moins modérer son impulsion dangereuse.*

détails de l'opération hardie qu'elle exige, afin de donner un modèle à suivre dans une circonstance qui n'admet pas d'autres secours. ( *Voyez le mémoire de M.' M., p.* 56, *l.* 18. )

Je ne me dissimule pas non plus combien cette opération offre de difficultés, demande de dextérité, d'intelligence, et même de hardiesse; mais la réunion de ces qualités n'étant pas impossible, l'art ne seroit plus condamné à la nullité dans ces cas extrêmes, et les malades ne seroient désormais voués à une mort certaine, malgré l'opinion émise par M.' M. ( *page* 33 ), que par l'impuissance de l'artiste, lors même que l'on parviendroit à démontrer l'insuffisance de la ligature de l'artère iliaque externe, ce que je persiste à croire impossible. Plus, en effet, je me pénètre des idées du célèbre professeur de Pavie, moins je puis me persuader que l'opération de M.' COOPER ne réunisse pas toutes les conditions nécessaires pour en faire un moyen curatif, aussi sûr que méthodique.

1.° SCARPA n'a-t-il pas démontré irrévocablement par l'anatomie et les faits, que l'oblitération du tronc de la fémorale peut avoir lieu par la ligature ou la compression, sans que la circulation cesse dans le membre abdominal?

2.° N'a-t-il pas établi en principe que, cette oblitération étant le résultat d'une inflammation adhésive, il falloit, pour l'obtenir plus sûrement et plus promptement, appliquer les moyens de guérison sur une portion saine du tube artériel; avantage de la méthode de HUNTER, qui d'ailleurs est d'une exécution plus facile?

3.° N'a-t-il pas mis hors de doute que, dans un anévrisme circonscrit, du moment où le cours du sang est intercepté par une ligature placée au dessus de la tumeur, les caillots qui ne sont plus baignés par le sang fluide, s'appliquent sur la crevasse de l'artère et opposent un obstacle insurmontable à l'entrée du sang rapporté par les collatérales au dessus et au dessous de la tumeur?

Faisons maintenant l'application de ces principes à la cure de l'anévrisme inguinal par la ligature de l'artère iliaque externe.

8

1.º Il est plus facile et moins dangereux de découvrir et de lier l'artère iliaque externe, que d'ouvrir le sac. La ligature de l'artère fémorale devient même impraticable, lorsque la rupture de l'artère a mis son bout supérieur de niveau avec l'arcade crurale, comme cela s'est rencontré chez P. CLECK, à l'ouverture du cadavre.

2.º Après la ligature de l'iliaque externe, la circulation dans le membre inférieur est aussi assurée qu'après la ligature du tronc de la fémorale, puisque le sang est transmis par les mêmes anastomoses.

3.º La ligature se trouvant éloignée de l'altération organique de l'artère, l'oblitération, toutes choses égales d'ailleurs, doit avoir lieu plus sûrement et plus promptement.

4.º Enfin, le sang rapporté dans le tronc principal, au moyen des anastomoses de la mammaire interne, de l'iléo lombaire et autres, avec l'épigastrique et l'iliaque coronaire, trouve, dans la masse des caillots appliqués sur l'artère, cette résistance invincible qui oblige ce fluide à s'échapper par les communications nombreuses que lui a ménagées la nature.

L'analogie est donc si exacte entre l'anévrisme inguinal et celui de tout autre point des extrémités, qu'il est plus que probable que le célèbre professeur de Pavie, fidèle aux principes qu'il a si solidement établis, donnera la préférence à la ligature de l'artère iliaque externe, sur le procédé qu'il a décrit; procédé qui, de son aveu, exige, de la part du chirurgien, des qualités dont la réunion sera toujours rare.

M.ʳ M. ne fera pas autorité contre l'opinion de M.ʳ RICHERAND, professeur de la Faculté de médecine de Paris. Ce savant décrit d'après M.ʳ COOPER et moi, l'opération par la ligature de l'iliaque externe, et en recommande la pratique dans la dernière édition de sa *Nosographie chirurgicale.*

Voyons un peu les modifications ou additions faites par M.ʳ M. au procédé de SCARPA.

M.ʳ MIRIEL ne pouvant se dissimuler que, malgré tous ses efforts pour faire passer ses

*DANS tous les cas, la ligature de la fémorale au-dessus et au-dessous du lieu déchiré est le seul secours sur l'efficacité duquel on puisse fonder quelques faibles espérances.*

*Ainsi, dans le cas où un anévrisme serait sur le point de s'ouvrir, ne pourrait-on pas apporter au procédé opératoire indiqué par SCARPA, les modifications ou additions*

*suivantes , si l'on jugeait convenable de faire une tentative pour éloigner le terme fatal ?*

*1.° Découvrir l'iliaque externe , ainsi que nous l'avons indiqué , ou de telle autre manière , si on le croit plus convenable ; la saisir exactement entre les doigts , ou y faire une ligature provisoire : ceci ne servirait qu'à se rendre maître du sang.*

*2.° Cette précaution indispensable étant prise , ouvrir la tumeur , enlever les caillots sanguins , découvrir l'artère malade , et placer , avec le plus grand soin , des ligatures au-dessus et au-dessous du lieu où est l'ouverture.*

*3.° Ce point capital ayant été rempli , abandonner l'iliaque externe , et traiter comme plaie simple la première solution de continuité , ou si on a placé une ligature dans la crainte que la compression faite par les doigts fût insuffisante , laisser cette ligature et la considérer comme une ligature d'attente , susceptible d'être utilement employée , si la ligature , appliquée sur la fémorale au-dessus de l'ouverture anévrismatique , venait à manquer.*

*La première opération n'est point à proprement dire , le moyen curatif ; c'est une précaution préliminaire , indispensable , pour opérer avec sûreté et se mettre en garde contre un écueil que personne ne pourrait affronter sans les plus grands risques pour le patient.*

*Ce sont , à la vérité , deux opérations majeures qui exigent les plus grandes qualités , pour ne pas ajouter à la somme des maux qu'éprouve déjà le patient; mais n'est-ce pas précisément le cas de l'application de cette sentence d'Hippocrate :*

Ad extremos morbos , exactè extremæ curationes optimæ sunt.

*Au reste , ce n'est qu'un projet que je présente ; je n'y tiens que faiblement , fondé sur ce que j'ai dit antérieurement.*

assertions mensongères comme des vérités , il ne me seroit pas impossible de prouver qu'elles n'ont même pas le mérite de la vraisemblance , a voulu sans doute se ménager un moyen de se réhabiliter dans l'esprit de ses juges , en terminant son mémoire par une de ces conceptions qui portent l'empreinte du génie ; et rien n'étoit, en effet, plus propre à lui faire pardonner ses folles prétentions et les moyens plus qu'insidieux qu'il a mis en usage pour les justifier , que d'ajouter au procédé d'un des premiers Chirurgiens du siècle , une perfection dont l'auteur lui-même ne l'a pas jugé susceptible, et sans laquelle cependant la vie du malade est dans le danger le plus imminent au moment de l'opération.

Cette perfection consiste à se rendre maître du cours du sang pendant que le chirurgien feroit l'ouverture de la poche anévrismale et suivroit le procédé conseillé par Scarpa , en comprimant ou liant l'artère iliaque externe , préalablement mise à découvert. M.ʳ M. préfère la ligature , en ce que l'anse de fil peut être employée utilement comme ligature d'attente , dans le cas où la ligature , placée au dessus de l'ouverture de l'artère , viendroit à manquer.

Cette perfection a donc deux avantages , suivant M.ʳ M. ; avantages précieux , sans doute , s'ils n'étoient pas imaginaires : pour le prouver , je ne veux avoir recours qu'à M.ʳ M. lui-même.

Il a dit et souvent répété , que la ligature de l'artère iliaque externe n'empêchoit pas le sang de revenir en quantité considérable dans le vaisseau principal , par les anastomoses des artères mammaire interne , iléo lombaire et autres , avec l'épigastrique et l'iliaque coronaire : cela est vrai; seulement il auroit dû ajouter que la masse des caillots contenus dans la tumeur , restée intacte , lui opposoit un obstacle assez grand pour le forcer à rétrograder. Dès que l'ouverture du sac aura lieu , rien ne pourra s'opposer à une hémorragie moins foudroyante que celle fournie par le vaisseau principal , mais trop forte pour ne pas troubler l'opérateur et faire courir les plus grands dangers au malade : par les mêmes raisons , la proposition d'employer cette ligature comme ligature d'attente n'est pas plus judicieuse.

La précaution préliminaire, indispensable, du docteur M.... étant la précaution non-seulement inutile , mais même dangereuse, je le vois encore une fois déchu de ses prétentions au brevet d'invention. D'ailleurs, dans la supposition que le projet qu'il vient de présenter , fût digne d'un tel honneur, je sais quelqu'un ( loin de s'en vanter aujourd'hui , la personne s'en accuse ) qui est en droit de revendiquer le mérite et même l'antériorité de l'idée. — Qui donc ? — Oh ! ce n'est pas un mystère , M.<sup>r</sup> MIRIEL , et vous allez trouver son nom au bas de la protestation qu'il me charge de rendre publique.

La facilité avec laquelle on parvenoit sur le cadavre à imiter le procédé de COOPER , c'est-à-dire à passer une ligature sous l'artère iliaque externe, me fit dire à l'amphithéâtre , et dans le temps où M.<sup>r</sup> DURET essayoit et faisoit essayer devant lui cette opération, que, si elle n'offroit pas plus de difficulté sur le vivant, on pourroit y avoir recours dans le cas où on voudroit opérer l'anévrisme selon les procédés ordinaires , en se servant toutefois du presse-artère de DESCHAMPS , qui a l'avantage d'aplatir le vaisseau à volonté sans le froncer ; que cette opération , par rapport à ses résultats , pourroit être considérée comme devant suppléer le tourniquet dont l'application est impossible dans cette circonstance , et comme une ligature d'attente dans l'occasion.

Je revendique aujourd'hui cette idée *pour moi*, non parce qu'elle a quelque valeur , la réflexion m'ayant convaincu, depuis , qu'elle est loin d'avoir aucun des avantages que je lui supposois alors ; mais bien parce qu'elle m'appartient réellement, et que je l'ai émise *le premier*.

BREST , le 3 Mars 1812.

*Signé*, POUPINEL.

La réclamation de M.<sup>r</sup> POUPINEL est d'autant plus fondée , que les détails qu'elle contient m'ont été confirmés d'une manière bien positive , par un des jeunes chirurgiens qui suivoient assidument les expériences de M.<sup>r</sup> DURET. Je tairai son nom , pour ne pas l'exposer à des ressentiments dont l'expérience a trop souvent démontré que certains personnages ne sont jamais maîtres.

Je disois devant ce jeune homme, que quelqu'un revendiquoit l'idée émise par M.<sup>r</sup> M. de faire la ligature de l'artère iliaque externe pour se rendre maître du sang, pendant l'opération de l'anévrisme, par l'ouverture du sac, et pour servir, au besoin, de ligature d'attente : il me nomma sur-le-champ M.<sup>r</sup> Poupinel, et n'omit aucun des détails que l'on vient de lire.

Cette preuve n'est pas légale, dira peut-être M.<sup>r</sup> M..... — Cela se peut ; mais elle n'en est pas moins péremptoire.

M.<sup>r</sup> Miriel, forcé d'avouer que M.<sup>r</sup> Poupinel a eu, même avant lui, l'idée de se rendre maître du cours du sang dans l'iliaque externe, pendant l'opération de l'anévrisme par le procédé de Scarpa, voudra se prévaloir, sans doute, de la différence qui existe dans les moyens d'exécution : c'est où je l'attends pour donner le coup de grâce à sa prétendue perfection. En effet, le moyen destiné à intercepter le passage du sang ne devant agir que très-momentanément, il faut qu'il réunisse le double avantage d'être serré et relâché avec facilité. Or je demande à M.<sup>r</sup> M. comment il s'y prendra, non pas pour serrer une ligature ordinaire, mais pour la relâcher sans blesser l'artère, la constriction forte qu'elle exerce sur le vaisseau ne permettant pas d'interposer la branche d'un ciseau ou une sonde cannelée pour guider un instrument tranchant entre elle et la ligature ; en supposant encore que la profondeur de la plaie ne s'opposât nullement à l'emploi de l'un ou l'autre de ces moyens ? Il n'en sait rien, et on peut affirmer sans crainte d'être démenti, qu'il n'avoit pas même prévu l'objection, toute naturelle qu'elle soit ; car il y auroit répondu d'avance, tant bien que mal, ou il se seroit désisté d'un moyen aussi défectueux. Le presse-artère de M.<sup>r</sup> Deschamps, conseillé par M.<sup>r</sup> Poupinel, n'a pas cet inconvénient, et la facilité qu'il offre pour augmenter progressivement ou faire cesser à volonté la compression, en feroit un instrument précieux dans cette occasion, si son usage pouvoit atteindre le but que l'Auteur se proposoit de son application.

Si M.ʳ M. en étoit quitte pour céder à M.ʳ Poupinel le mérite de l'antériorité, tout ne seroit pas perdu, et M.ʳ M. auroit encore la gloire de dire : J'ai eu une idée, *mauvaise*, il est vrai ; toujours est-ce une idée. Mais, par malheur, l'examen impartial des circonstances dans lesquelles M.ʳ Poupinel a développé son opinion prouve que M.ʳ M. ne peut pas faire cause d'ignorance. En effet, c'est en plein amphithéâtre, c'est dans le temps que M.ʳ Duret essayoit et faisoit essayer devant lui la ligature de l'artère iliaque externe, que M.ʳ Poupinel a fait part de ses idées. Or, si l'on considère que M.ʳ M. en sa qualité de prévôt, accompagnoit constamment le chirurgien en chef à l'amphithéâtre, et que les répétitions du procédé de M.ʳ Duret ont été constamment faites par M.ʳ M., il sera difficile de penser qu'il ait pu ignorer un fait qui s'étoit passé devant lui, et que, s'il n'en a pas fait usage dans *le petit mémoire dépositaire de ses recherches, fruit de ses profondes méditations*, c'est qu'il ne s'étoit pas encore écoulé assez de temps pour oser le produire comme un enfant légitime, ou qu'il le réservoit pour meilleure occasion.

Au reste, en accordant à M.ʳ M. la faculté d'engendrer *tout seul* une *mauvaise* idée, toujours est-il constant qu'un autre, avant lui, a conçu *tout seul aussi* cette même idée, et que, par conséquent, M.ʳ M. n'a même pas le mérite de l'antériorité.

Commencer un *long* mémoire par établir des prétentions à une antériorité dont vous êtes bientôt déchu ; le finir par une idée à laquelle vous souriez d'avance comme au gage assuré de votre immortalité (*malgré que, par une suite de votre modestie accoutumée, vous ayez l'air de n'y tenir que foiblement*), idée dont on vous conteste avec avantage la paternité, M.ʳ M., je conviens que ce n'est pas jouer de bonheur, ou plutôt, que c'est manquer de pénétration.

*C'est aux Professeurs illustres de l'Ecole qui donne à toutes les parties de l'art de guérir une impulsion si heureuse,* A QUI *il est réservé de réduire, à leur juste valeur, les ressources de l'art, ou de signaler les dangers d'une activité peut-être déplacée.*

« *Lorsque les questions que nous avons* » *à résoudre présentent des difficultés qui* » *paraissent insurmontables, il est quelque-* » *fois nécessaire pour les vaincre d'ébranler* » *les fondemens même de nos connaissances,* » *d'en reculer les bornes, ou de les établir* » *sur de nouvelles bases; mais ces révolu-* » *tions, dans les sciences, sont difficiles,* » *et ne sont réservées qu'aux hommes doués* » *d'une grande supériorité.* »

*J.ⁿ-J.ᵖ-F.-L. MIRIEL,*

D. M. P.

Les Professeurs illustres au jugement desquels vous avez soumis votre travail, ont réduit à leur juste valeur le mémoire et la doctrine qu'il renferme, en décidant *qu'il n'y aura point de rapport écrit sur une discussion qu'ils jugent peu convenable et inutile aux progrès de l'art ;* que le *mémoire sera remis à l'Auteur, s'il le réclame :* exception dont M.ʳ Miriel a cherché en vain à se dissimuler tout le désagrément.

Les questions que M.ʳ M. s'est chargé bien *volontairement* de résoudre ( *il n'y étoit pas condamné sous peine de la vie* ), lui ayant présenté des difficultés qu'il n'a pas pu vaincre, on peut donc conclure, d'après la maxime qu'il a adoptée, que les bornes de ses connoissances ne sont pas encore assez reculées ou qu'elles doivent être établies sur de nouvelles bases, et que la nature ne l'a pas réservé à faire révolution en médecine.

# RÉCAPITULATION.

Le mémoire de M.ʳ Miriel se divise naturellement en deux parties : l'une, qui n'est que le prétexte, a pour objet de présenter, sous un point de vue différent, l'observation que j'ai imprimée, sur la ligature de l'artère iliaque externe ; l'autre renferme une accusation de plagiat et une réclamation, à son bénéfice, de l'antériorité des modifications faites, à Brest, au procédé de M.ʳ Cooper.

## Première Partie.

La doctrine de M.ʳ Miriel étant jugée au tribunal de la science ( *voyez la décision de la Société de l'Ecole de médecine* ), j'aurois pu me dispenser de répondre aux articles de son mémoire qui n'ont trait qu'à l'art ; mais j'ai pensé qu'il ne seroit pas inutile de mettre par fois dans tout leur jour les faux raisonnemens du docteur et les inductions plus fausses encore qu'il en a tirées. Si j'ai poussé la preuve de son défaut de jugement, si j'ai poussé la preuve de l'imperfection de ses connoissances sur la question qu'il a voulu traiter, assez loin pour élever contre lui des préventions bien fondées, il ne pourra s'en prendre qu'à l'entêtement qu'il a mis à donner de la publicité à une affaire dans laquelle je n'avois usé de représailles que devant des hommes, seuls juges compétents d'une discussion de cette nature, et le censeur le plus sévère n'aura pas le droit de me blâmer d'avoir repoussé, avec toute la force de la raison, une agression dont M.ʳ M. n'a même pas dissimulé les véritables motifs.

## Seconde Partie.

M.ᵉ Miriel commence par poser en principe le respect dû à toute propriété ; il m'accuse ensuite d'avoir violé ce principe, en affirmant que mon mémoire sur la ligature de l'artère iliaque externe, est évidemment rédigé de manière à n'attribuer qu'à moi seul les détails du procédé que j'ai suivi, tandis que, dirigé par ses *recherches* sur le cadavre, après avoir préalablement pris pour guides les *données* de M.ᵉ Duret, il avoit, lui, M.ᵉ Miriel, décrit ce procédé avant l'époque à laquelle j'avoue m'en être occupé pour la première fois. D'où il conclut que c'est à tort que j'ai dit avoir modifié le procédé opératoire de M.ᵉ Cooper ; que tout ce que j'ai publié, à cet égard, a été puisé dans un *petit* mémoire que M.ᵉ Miriel lut publiquement au Conseil de santé, le 9 Janvier 1810. Il ajoute que ce fut à cette époque que, sur ma demande, il s'empressa de me communiquer des notes dont je n'ai pas dédaigné de faire un usage exclusif.

Voilà, j'imagine, une accusation de plagiat en bonne forme, et une réclamation bien positive de l'antériorité des modifications apportées au procédé de M.ᵉ Cooper, par et pour Monsieur le docteur Miriel.

Si le lecteur veut se donner la peine de relire les pages 3 et 4 de ma réponse, qui contiennent deux extraits du texte de mon mémoire, il se convaincra de nouveau que j'ai rendu justice à qui de droit et sans équivoque ; qu'il ne peut y avoir par conséquent qu'un homme étranger au mécanisme de la langue française, ou dépourvu du plus simple bon sens, qui puisse voir dans ma rédaction la volonté de n'attribuer qu'à moi seul le mérite des détails du procédé opératoire que j'ai suivi sur P. Cleck.

Vous avouez, m'objectera peut-être M.ᵉ Miriel, que M.ᵉ Duret a fait la ligature de l'artère iliaque externe, le 15 Août, six jours par conséquent avant vous, et vous prétendez n'avoir pas profité de ses recherches pour découvrir cette artère, le 21 ? ( *Notez que M.ᵉ Miriel n'a parlé, page 4, que de ses propres recherches et des données de M.ᵉ Duret.* ) — Le second fait est aussi vrai que le premier, M.ᵉ M. Il ne s'est écoulé que sept jours du 15 au 21 inclusivement ; et vous savez bien que je n'ai point assisté aux expériences qui ont été faites dans cet intervalle ; vous savez également que je n'étois pas au Conseil de santé, le 21, lorsque vous fîtes l'analyse des deux procédés : donc je n'avois pas la plus légère idée des essais faits à l'hôpital du Séminaire, lorsque, le 21 après-midi, dirigé par les rapports de l'incision de Cooper avec l'épine antérieure et supérieure de l'os des îles, je me déterminai à donner à cette incision plus d'obliquité de dedans en dehors (*voyez les pièces 3 et 4*) ; donc je n'ai pas pris modèle sur le procédé de M.ᵉ Duret.

Passe pour la direction de l'incision ; mais vous ne vous défendrez pas au moins d'avoir copié littéralement *mes notes*, pages 10 et 11 de votre mémoire. — J'ai dû vous contester la propriété de ces notes, M.ᵉ M., en disant que vous n'en étiez que l'écrivain, puisqu'elles ont été recueillies pendant que M.ᵉ Duret opéroit et pendant les autopsies : mais vous montrez un désir si vif d'avoir quelque chose en propriété, que je me ferois scrupule de vous enlever ce hochet ; je consens donc à ce que vous disiez *mes notes*. Mais avec la meilleure volonté possible de vous obliger, je ne puis convenir que la copie littérale des pages 10 et 11, soit un plagiat. Que disent, en effet, ces deux pages ? que M.ᵉ Duret m'a déclaré avoir fait, le 15 Août, six jours par conséquent avant moi, la ligature de l'iliaque externe ; et je rapporte le procédé qu'il a suivi. Je passe ensuite à l'autopsie, et comme je n'y avois pas plus assisté qu'à l'opération, je transcris littéralement les détails recueillis par ordre et sous les yeux

de

de M.' Duret. Sur quoi porte maintenant l'accusation de plagiat ? Sur les détails du procédé mis en usage par M.' Duret ? mais il est évident que c'est M.'Duret lui-même qui décrit le manuel de son opération. Sur le paragraphe qui contient les rapports respectifs offerts par la dissection des parties ? mais le soin que j'ai eu de me servir du pronom personnel indéfini on, ne laisse aucun doute sur l'intention de ne m'attribuer que ce qui m'appartenoit réellement. M.' Miriel seroit-il piqué de ce que j'ai dit on, au lieu de dire M.' M. ? mais c'est de sa faute, car je n'avois pas plus de raisons pour taire son nom alors, qu'un instant avant ; et il n'y a pas de doute que je l'eusse encore désigné nominativement, s'il n'avoit pas lui-même employé le mot on. « *On ouvrit ensuite... on renversa...* » ( *Version de* 1810 *, page* 25. )

Ainsi, si le véritable plagiat consiste à donner *comme siennes* les idées des autres, il reste démontré que, ne m'étant attribué ni le mérite des idées de M.' Duret, ni le mérite des détails de l'autopsie faite par M.' Miriel ( détails dont la première ouverture de cadavre fourniroit d'ailleurs le tableau ), son accusation est sans fondement ou ne repose que sur l'imperfection de ses connoissances grammaticales sur la valeur des mots plagiat et on.

Examinons avec la même impartialité, la réclamation de M.' Miriel relative à *l'antériorité* des modifications faites au procédé de M.' Cooper, et prouvons qu'elle n'a pas plus de fondement que son accusation de *plagiat.* = M.' Duret, informé du succès de la ligature de l'artère iliaque externe, conçoit et exécute, le 15 Août, un procédé opératoire pour la découvrir. M.' Miriel *répète* ce procédé du côté opposé, sans s'écarter de la route que M.' Duret venait de suivre ( *Versions de* 1810 *et* 1812, *page* 25 ). Les répétitions faites avant et depuis l'arrivée de l'observation de M.' Cooper, n'ayant rien appris ( de l'aveu de M.' M. lui-même ) qui puisse faire changer la direction de l'incision, voilà M.' Duret bien dûment auteur d'un procédé particulier pour arriver à l'artère iliaque externe, et non d'une modification ou correction du procédé opératoire de Cooper ; car on ne modifie ni ne corrige ce que l'on ne connoît pas. A bien plus forte raison encore, M.' M. n'a ni modifié ni corrigé le procédé de M.' Cooper, puisqu'il n'a fait que répéter celui de M.' Duret ; il n'a joué, par conséquent, dans cette occasion, d'autre rôle que celui d'un imitateur d'autant plus servile qu'il dit : « *Je répétai la même opération du côté opposé, » sans m'écarter de la route qu'il venait de suivre* » ( *Versions de* 1810 *et* 1812, *p.* 25 ), et qu'il ajoute ( *page* 26 ) : « *Le* 17, 20 *et* 21, *nouvelles expériences ; mêmes » résultats. Depuis on en a fait beaucoup d'autres qu'il serait inutile d'indiquer, puisqu'elles » n'ont rien appris qui puisse faire changer la direction de l'incision.* » ( *Version de* 1810, *page* 27 ) ; et jamais il n'est question que de la direction de l'incision. Le rôle qu'il a joué dans l'autopsie n'est pas plus brillant. En effet, il ne suffisoit pas de découvrir l'artère, sans ouvrir le péritoine ; il falloit encore la lier, sans comprendre la veine dans la ligature et sans la blesser, non plus que les autres vaisseaux qui suivent ou croisent la direction de cette artère : l'ouverture du cadavre avoit pour but principal de démontrer qu'il étoit possible d'éviter ces écueils. Le mérite est donc encore ici tout entier à M.' Duret, qui a joint l'exemple au précepte ; à moins que M.' M. qui, en sa qualité de prévôt, a fait l'autopsie, ne prétende que c'est aussi un très-grand mérite d'avoir dégraissé plus ou moins proprement les parties. Enfin, les fameuses notes déposées aux archives du Conseil de santé, le 9 Janvier 1810, ne contenant que le tableau des résultats obtenus par M.' Duret, il est clair qu'elles appartiennent à M.' Duret pour le fond, et seulement par la forme, à M.' Miriel.

Les droits de M.' Miriel à *l'antériorité* des modifications faites aux trois autres temps du procédé de M.' Cooper, sont encore plus légers que ceux qu'il a fait valoir pour s'approprier le changement apporté à la direction de l'incision, qui constitue le premier temps de cette opération. Aussi a-t-il gardé un silence imperturbable sur ces trois points. Je crois pouvoir désormais suivre son exemple, sans craindre qu'il ne vienne un jour les revendiquer.

« Il est donc bien évidemment démontré, par ce que je viens de dire et par ce que M.ʳ M. » lui-même a consigné dans son mémoire, *qu'il n'a point participé aux changements* » *qu'il annonce néanmoins avoir faits au procédé de* M.ʳ Cooper » ( cette phrase m'est fournie par M.ʳ M., *page* 52 : quelle prévoyance ! ) ; que ces changemens m'appartiennent en toute propriété, en reconnoissant toujours que M.ʳ Duret a eu *le premier*, mais à mon insçu, l'idée de donner une direction oblique à l'incision, incision qui ( *il est important qu'on ne le perde pas de vue* ) ne constitue que le premier temps de l'opération.

Il résulte de plus que la réclamation de M.ʳ M. est encore plus mal-adroite que mal fondée, en ce qu'elle m'impose l'obligation de mettre dans le plus grand jour, tout l'odieux de l'accusation dirigée contre moi, et de prouver que, s'il y a plagiat ( et il y en a plus d'un ), c'est M.ʳ M. qui est le plagiaire. 1.º Réclamer *l'antériorité* absolue ( il n'excepte même pas M.ʳ Duret : « *Mais non. Les pages* 10 *et* 11 *de son mémoire, comparées à* » *quelques passages du mien, seront pour moi une garantie suffisante, attendu qu'on* » *ne peut me refuser* l'antériorité, *etc.* » *Dernière note de la page* 51. ) des détails relatifs à l'opération pratiquée sur P. Cleck, c'est piller M.ʳ Duret et moi pour le premier temps de l'opération, moi seul pour les trois derniers. 2.º Donner *comme sienne* l'idée de faire la ligature de l'artère iliaque externe, pour se rendre maître du sang pendant l'opération de l'anévrisme, par l'ouverture du sac, et de s'en servir comme d'une ligature d'attente, quand tout prouve qu'il étoit présent lorsque M.ʳ Poupinel a émis publiquement cette idée, c'est bien-être encore une fois plagiaire.

Qui donc a pu pousser M.ʳ Miriel à une démarche aussi fausse que ridicule ? S'est-il imaginé, en publiant son mémoire, qu'on le croiroit sur parole ? Mais non ; son secret lui est échappé malgré lui. Il a dit ( *page* 6 ) : « *Je sais qu'une proposition douteuse,* » *et même fausse, présentée avec art, est quelquefois si vraisemblable, qu'elle nous* » *paraît aussi vraie que la vérité même* », et il n'a pas balancé à avancer les propositions les plus fausses. Il est heureux qu'avec de tels principes M.ʳ M. ait manqué d'art au point que, s'il avoit écouté les avis salutaires de plusieurs juges d'autant plus équitables qu'ils étoient désintéressés, il se seroit contenté de la décision de la Société de l'Ecole de médecine ; mais tourmenté, sans doute, du besoin de faire parler de lui, oubliant que l'amour-propre est le plus perfide des conseillers, et qu'il en est de certains écrits comme d'un tonneau qui, percuté, ne fait jamais plus de bruit que quand il est vide, il a voulu appeler de ce jugement à celui du public. Le public a sous les yeux les pièces du procès ; il est à même de prononcer.

J'ai la conviction si intime que M.ʳ Miriel ne pourroit désormais me faire que des objections spécieuses ; cette confiance m'est tellement garantie par l'opinion de l'Ecole, témoin de tous les faits, que je déclare être résolu à ne plus répondre s'il lui prenoit fantaisie de recommencer.

P.-L. DELAPORTE.

# PIÈCES JUSTIFICATIVES.

## PIÈCE N.º I.

*Extrait de la Matricule des Officiers de santé.*

M.ʳ MIRIEL, Secrétaire du Conseil de santé, depuis le 1.ᵉʳ vendémiaire an 14 jusqu'au 1.ᵉʳ avril 1808. Prévôt de l'hôpital principal, du 1.ᵉʳ avril 1808 jusqu'au 18 février 1811.

## PIÈCE N.º II.

Nous professeur et officiers de santé entretenus de la Marine, soussignés, interpellés par M.ʳ DELAPORTE, second chirurgien en chef de la Marine, de déclarer la vérité sur les réponses que lui fit Monsieur DURET, chirurgien en chef de la Marine, aux quatre questions suivantes qu'il lui posa, en notre présence, durant la séance du Conseil de santé, le samedi 8 février 1812 ;

Déclarons qu'à la première question : « Dans l'opération de la ligature de l'iliaque externe, l'iliaque » coronaire et l'épigastrique sont-elles perdues pour le membre ? » Monsieur DURET répondit négativement, en indiquant quelques-unes des voies de communication entre ces artères et celles de la cuisse.

Qu'à la seconde question : « Le sang a-t-il passé dans la tumeur de Pierre CLECK après l'opération ? » Monsieur DURET a fait la même réponse.

Qu'à la troisième question : « Si vous aviez opéré Pierre CLECK, est-il vrai que vous eussiez suivi les » anciennes données, de préférence au procédé qui a été mis en usage ? » Monsieur DURET répondit : « Comme vous, j'aurois découvert et lié l'artère iliaque externe. »

Qu'enfin à la quatrième question : « N'est-ce pas vous qui, ayant conçu l'espoir de sauver Pierre CLECK, » l'avez, pendant plusieurs semaines, pressé de se soumettre à l'opération ? » Monsieur DURET répondit affirmativement.

En foi de quoi nous avons fait et signé le présent, à BREST, le 25 février 1812.

MOLLET, ICÉRY, SPER, PÉAN, MERSEY, POUPINEL, BÉCANIÈRE.

( *Un des signataires ne s'est rappelé et n'a signé que la première et la dernière des réponses de M.ᵉ DURET.* )

## PIÈCE N.º III.

Je me rappelle, Monsieur, que vous fîtes transporter, dans le mois d'Août, à l'amphithéâtre de l'hospice Ancien, un cadavre, dans le dessein de pratiquer, sur lui, la ligature de l'iliaque externe. Avant d'opérer, vous communiquâtes à quelques chirurgiens de Marine qui se trouvoient présents, et nommément à Monsieur BÉCANIÈRE et à moi, vos craintes de ne pas mettre à découvert l'artère, en faisant l'incision dans le lieu qu'indique COOPER, et de plus d'être exposé à diviser le péritoine. En conséquence de ces judicieuses réflexions, vous déterminâtes, sur l'un des côtés du cadavre, à l'aide d'un compas et d'un pied-de-roi, l'endroit où l'on devoit pratiquer l'opération, afin d'éviter les inconvéniens que vous supposiez attachés au procédé de COOPER. Vous opérâtes d'abord de ce côté, en suivant le plan que vous vous étiez tracé ; tandis que, de l'autre, vous suivîtes exactement le procédé de COOPER. Dans la première opération, l'artère fut découverte, saisie et liée facilement ; le péritoine resta intact. Dans la seconde, le péritoine fut ouvert ; l'artère fut difficile à découvrir et à lier. Il est vrai que ces derniers inconvéniens venoient, en partie, des glandes très-engorgées qui se trouvoient au voisinage de l'artère. Je vous dis alors, à l'occasion de ces glandes, que Monsieur DURET qui, quelques jours avant, avoit fait la ligature de l'iliaque sur le cadavre, à l'hôpital principal, n'avoit pas rencontré ce fâcheux état pathologique. Enfin je vous ai vu faire, au nommé CLECK, cette opération avec le succès le plus complet, par le procédé de COOPER modifié par vous.

Voilà, Monsieur, en mon âme et conscience, l'exposé fidèle de ce que je vous ai entendu dire, de ce que je vous ai vu faire.

QUIMPER, le 31 décembre 1811.                                        OLLIVRY.

## PIÈCE N.º IV.

Je soussigné Chirurgien de seconde classe entretenu, requis par M.ʳ DELAPORTE, second Chirurgien en chef de la Marine, de dire la vérité sur ce qui s'est passé à ma connoissance lors des essais qu'il fit, en 1809, du procédé de COOPER, pour la ligature de l'artère iliaque externe,

Déclare que, le 21 Août 1809, ayant eu occasion d'aller chez M.ʳ DELAPORTE pour affaires concernant l'amphithéâtre, dont mon confrère OLLIVRY et moi étions alors prévôts, je lui parlai de l'observation de COOPER, consignée dans le journal de MM. CORVISART, BOYER et LE ROUX, arrivé ce même jour à Brest;

Que, sur l'invitation de ce Professeur, je lui procurai ce journal sur-le-champ, et fis transporter un cadavre à l'amphithéâtre de l'hospice Ancien;

Que M.ʳ DELAPORTE s'y rendit le même jour, à trois heures après-midi, afin de vérifier si, en faisant l'incision à l'endroit voulu par COOPER, il ne risqueroit pas d'ouvrir le péritoine, et de mettre difficilement l'iliaque externe à découvert, comme il l'avoit soupçonné à la simple lecture de l'observation du Chirurgien anglais;

Qu'à cet effet, en présence de M.ʳ OLLIVRY et moi, ce Professeur détermina, au moyen d'un compas et d'un pied-de-roi, et d'après les connoissances anatomiques les plus précises, la direction à donner à l'incision, sa distance de l'épine antérieure et supérieure de l'os des îles et de l'arcade crurale, afin de régulariser, s'il étoit possible, le procédé de COOPER, selon qu'il en avoit conçu l'idée à la lecture de son mémoire;

Que M.ʳ DELAPORTE mit ensuite à exécution son procédé opératoire sur le côté gauche du cadavre, et que nous remarquâmes que l'artère avoit été saisie et liée facilement, et que le péritoine étoit resté intact;

Que ce Professeur ayant opéré sur l'autre côté du cadavre, en suivant exactement le procédé de COOPER, il n'avoit pu s'empêcher de léser le péritoine, et qu'il avoit eu de la peine à mettre l'artère à découvert et à passer la ligature, non-seulement à cause de la présence de quelques ganglions lymphatiques qui environnoient l'artère, mais sur-tout à raison de l'incision qui ne se trouvoit pas parfaitement en rapport avec sa position.

Je déclare enfin que c'est d'après le procédé de COOPER, modifié comme il a été dit ci-dessus, que ce Professeur a opéré le nommé CLECK, d'un anévrisme très-volumineux de l'artère crurale, situé au pli de l'aine.

BREST, le 25 février 1812.

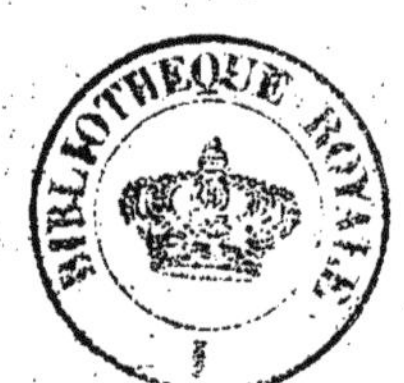

BÉCANIÈRE.

---

A BREST, de l'Imprimerie de R. MALASSIS, fils.